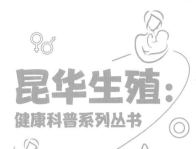

昆华生殖：
健康科普系列丛书

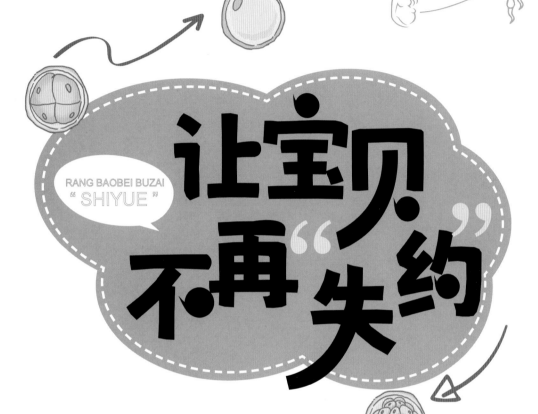

RANG BAOBEI BUZAI
"SHIYUE"

让宝贝
不再"失约"

主编◎武 泽 康晓敏

U0316278

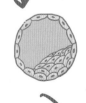

YNKJ 云南科技出版社
·昆明·

图书在版编目（CIP）数据

让宝贝不再"失约" / 武泽, 康晓敏主编. —— 昆明:
云南科技出版社, 2024

（昆华生殖：健康科普系列丛书）

ISBN 978-7-5587-5497-5

Ⅰ.①让… Ⅱ.①武… ②康… Ⅲ.①生殖医学—基本知识 Ⅳ.①R339.2

中国国家版本馆CIP数据核字(2024)第052244号

昆华生殖：健康科普系列丛书

让宝贝不再"失约"

武　泽　康晓敏　主编

出版人：温　翔

策　　划：温　翔　胡凤丽

责任编辑：杨志能　蒋朋美

整体设计：长策文化

责任校对：秦永红

责任印制：蒋丽芬

书　　号：ISBN 978-7-5587-5497-5

印　　刷：云南出版印刷集团有限责任公司华印分公司

开　　本：787mm×1092mm　1/16

印　　张：8

字　　数：134千字

版　　次：2024年6月第1版

印　　次：2024年6月第1次印刷

定　　价：86.00元

出版发行：云南科技出版社

地　　址：昆明市环城西路609号

电　　话：0871-64101969

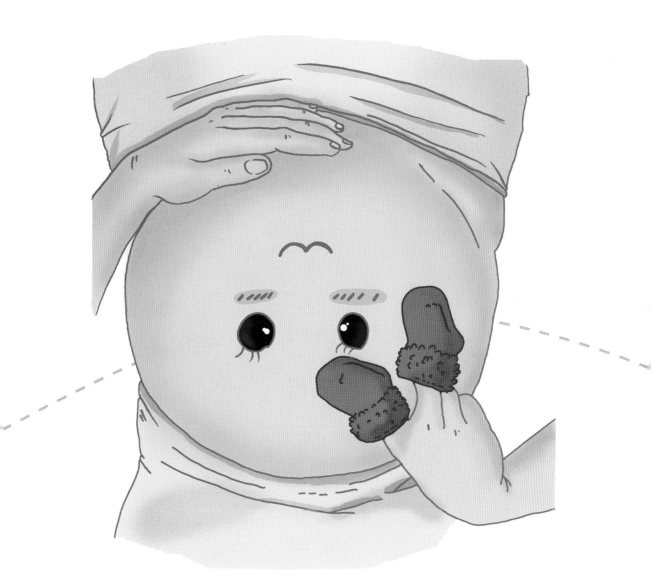

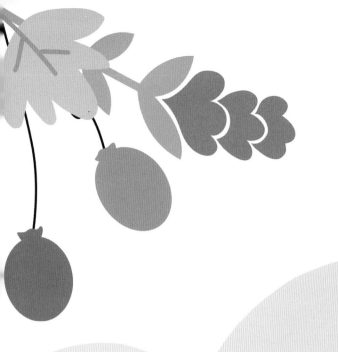

「猜猜谷名庚」

主编
赵晓明　赵海燕

副主编
赵晓红　白云

编委
赵慧民　赵晓明　白云峰
赵元珍
赵海燕　王杰　赵晓霞

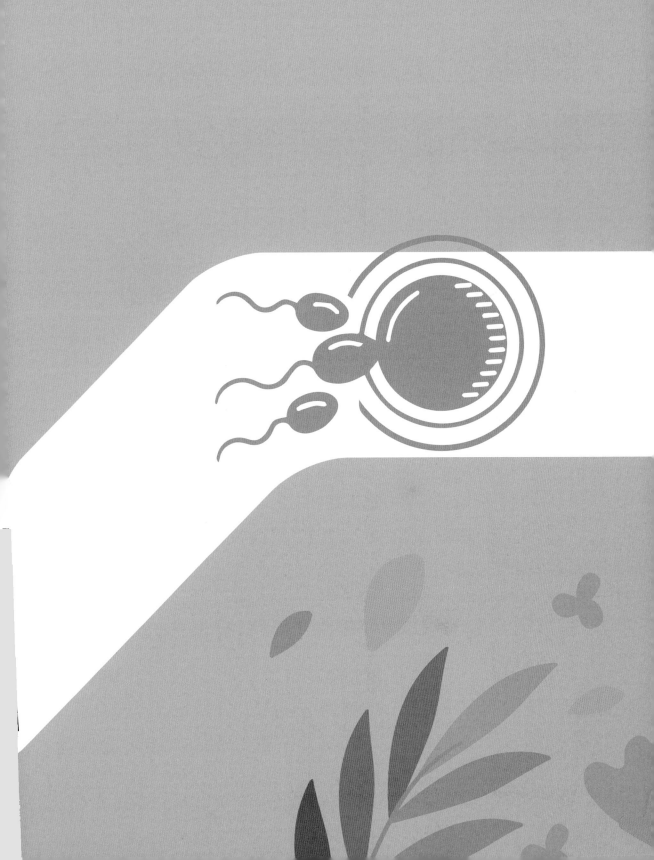

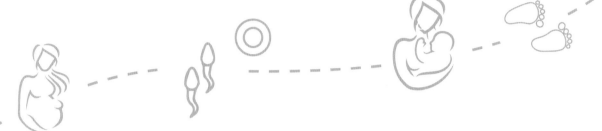

目 录

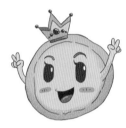

第一章
今天，我成为爸爸妈妈爱情的结晶！

　　生命的诞生是所有物种在亿万年的演化中最为奇妙的过程。其中，人类的生殖更是基于科学不断探索与发展的课题。

　　在美好的爱情里，爸爸的精子和妈妈的卵子结合，就在今天我成为爸爸妈妈爱的结晶。

　　在接下来的内容里，我们将向大家讲述精子与卵子的奇妙相遇，胚胎发育的神奇过程。

卵泡发育的前世今生

卵细胞的发育始于胚胎时期，从始基卵泡至形成窦前卵泡需9个月以上时间。

从窦前卵泡不断地长大到肉眼能够看见的窦状卵泡，再到足够大的成熟卵泡，需经历85天，共跨越了3个月经周期。这就是我们经常说的"用卵一日，养卵三个月"。

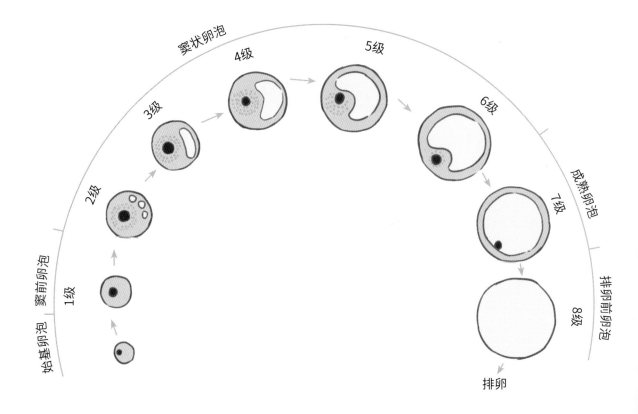

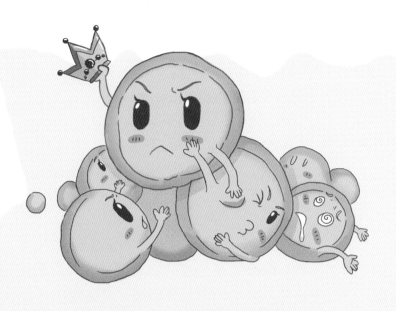

在月经周期中，卵巢内有一组窦卵泡进入发育轨道，这种现象称为募集。

在被募集的发育卵泡群里，养大一个卵子太耗费精力和时间了，几乎绝大多数的卵子都是出师未捷身先死，没有走到终点就出局了，只有一个卵泡优先发育成为优势卵泡，其余卵泡逐渐退化闭锁，这个现象称为选择。

优势卵泡长大成熟后，明显突出于卵巢表面，随着卵泡液的激增、内压的升高，使突出部分的卵巢组织越来越薄，最后破裂，卵母细胞及包绕它的卵丘颗粒细胞随卵泡液一起排出卵巢，这一过程称为排卵。

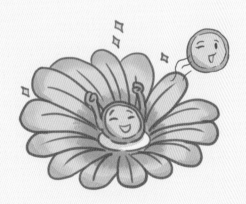

如何算准排卵期呢？

一个卵子就是一颗种子，排卵期，你想怀孕就要赶上它。如果你月经规律，排卵日一般在下次月经来前14天；如果月经不规律，该如何推算排卵日呢？

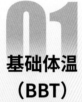

01 基础体温（BBT）

保证充足睡眠6～8小时，醒来后不做任何活动所测得的体温称为基础体温。舌下测温比腋下测温更准确。将体温计探头置于舌下内侧根部，紧闭嘴巴至少3分钟，以确保测出正确体温。一般每天清晨醒来记录体温变化，并持续3个月以上。

排卵后基础体温上升0.3～0.5℃，即有双相基础体温，可以判断有排卵，但实际上影响基础体温的干扰因素太多了，比如睡眠情况、身体不适、睡眠时周围环境等，基础体温监测排卵的准确率为60%～70%，常与其他监测方法配合使用。

02 宫颈黏液

每个月经周期宫颈黏液都在不断变化，月经刚结束的一段时间，白带最少，稀薄、半透明。随着卵泡发育，雌激素分泌增加，宫颈黏液分泌增多，排卵前1～2天宫颈黏液突然增多，呈透明状，类似"鸡蛋清"，可拉丝，很多人以为此时发生排卵，其实不然，排卵真正发生在透明带刚刚消失的时候。

排卵后，受孕激素影响，宫颈黏液变为黏稠如胶冻状。有些女性可能一直未观察到这样的宫颈黏液，或者因为患有阴道炎从而影响宫颈黏液状态，造成宫颈黏液的变化不典型，因此，需要结合B超监测卵泡发育。

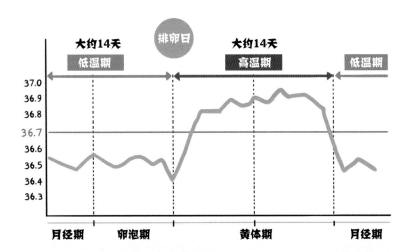

| 大约14天 | 排卵日 | 大约14天 | 低温期 |
| 低温期 | | 高温期 | |

月经期　　卵泡期　　　　黄体期　　　月经期

03 B超

月经周期28～30天者，一般在月经周期第10～12天开始监测，观察卵泡直径的变化，排卵前成熟卵泡为18～25mm，当成熟卵泡消失时，提示发生排卵。

月经周期不规律的患者，应根据月经周期长短适当调整初次监测时间，月经周期较长者适当推后，月经周期较短者适当提前。

备孕女性首次监测卵泡发育，建议首选B超监测卵泡。

04 孕酮水平

孕酮（黄体酮）是由卵巢黄体分泌的一种天然孕激素，孕酮的测定可以帮助我们判断是否排卵。

对于月经周期28天的妇女，一般黄体中期（月经周期第21天）孕酮水平＞5ng/mL提示排卵。

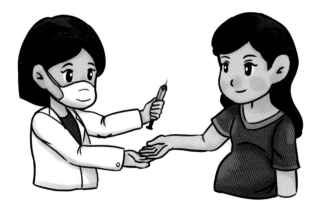

如何培育优质的卵子？

从窦前卵泡发育到成熟卵泡平均需要85天时间。因此，要培育出优质卵子，至少需要提前3个月开始准备。

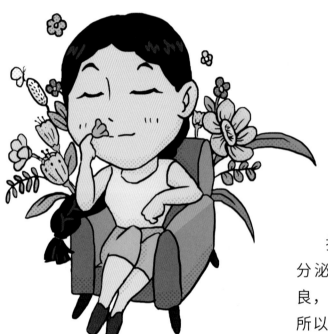

01

保持心情舒畅
减轻心理负担

持续的不良情绪会引起内分泌失调，致使卵泡发育不良，是伤害卵子的一把利刃。所以，保持心情舒畅是备孕期的一项重要功课。

缓解压力的方法不尽相同，可以听音乐、旅行、运动、练瑜伽等。

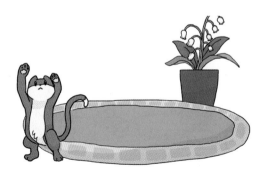

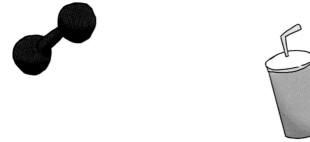

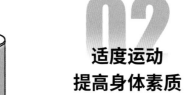

02

适度运动
提高身体素质

生命的意义在于运动，有规律的适当运动，可提高女性的身体素质，提高卵子质量。

一般以有氧运动为主，每周至少运动3天，每天不少于30分钟，慢跑、游泳、瑜伽等形式都是不错的选择。

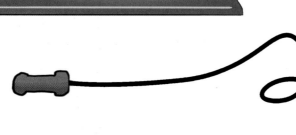

03

远离有害环境
改变不良生活习惯

高温、辐射、农药、油漆、药物、汽车尾气、甲醛等有害环境都会对卵子有影响。

04

**均衡营养
健康饮食
控制体重**

三餐饮食以低糖、低脂、清淡为原则。少吃速食与快餐，过量油脂不仅会加重身体的负担，还会增加外源性激素物质的摄取；多吃青菜、水果，避免摄入辛辣、油腻食物。

过于肥胖或过瘦者都有可能引起内分泌紊乱、月经不调，甚至排卵功能异常等。体重过重者，需要适当减重；体重过轻者，需要增加营养，适当增加体重。

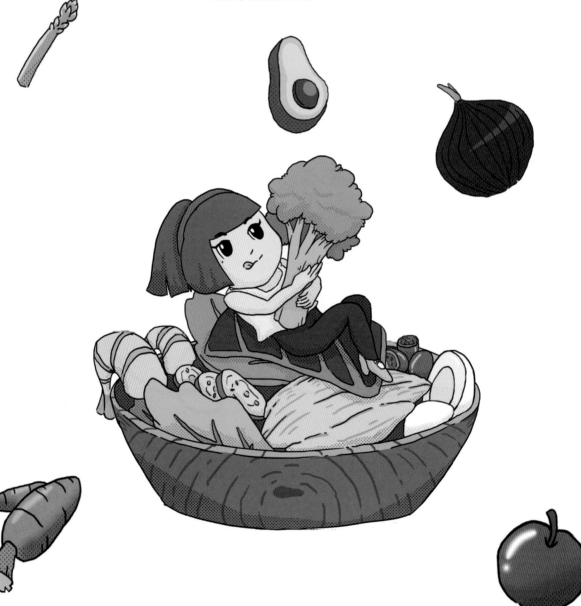

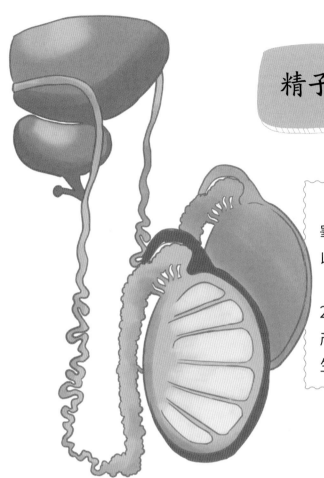

精子是如何产生的？

精子在睾丸中产生，在附睾中成熟，最后储存在附睾中以积存能量。

男子两个睾丸总重量为20~40g，每克睾丸组织1天约产生1000万个精子，每日总产生的精子可达数亿个。

精子的产生需要两个非常苛刻的条件：**一是营养支持**，精原细胞分裂成精子，需要消耗大量的蛋白质。**二是低温环境**，精子的成长需要阴囊里的温度比体温低1~1.5℃，睾丸里的温度要比体温低0.5~1℃，否则精子的生长会半途而废。

从生精小管里产生的精子还是十分娇嫩、幼稚的，它不具备运动和受精能力，这个过程需要74天左右。因此，它要在附睾里待一段时间，在附睾微环境作用下，进一步"加工处理"，逐渐成熟起来，获得运动和受精的能力，这个过程称为精子的功能成熟，需要16天。因此，要想成为一个合格的精子需要90天。

治疗少弱精子症，为什么一个疗程需要3个月，原因就在于此。

男性如何通过日常生活的调理来提高精子质量？

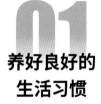

养好良好的生活习惯

不抽烟、不酗酒、饮食均衡全面。不穿紧身内衣，不蒸桑拿浴、不坐浴，避免久坐，以保证适宜的睾丸生精温度。

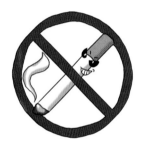 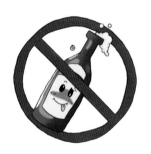 

有些化妆品中含有一定的雌激素，长期使用会引起男性性腺轴功能紊乱，从而影响睾丸的生精功能。

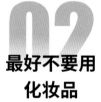

最好不要用化妆品

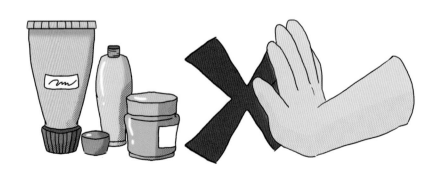

03

防止室内
装修污染

室内装修最常见的毒性物质主要有甲醛、氡气、苯、二甲苯和某些放射性物质等，对男性精子质量和胚胎发育有很大影响。

新建或刚装修的房子，不建议立即入住，注意开窗通风，三个月后再入住。有条件的可进行甲醛等放射性物质检测，达标后入住。

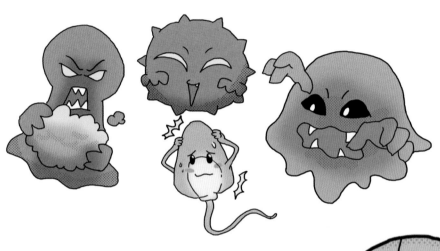

04

注意
职业防护

从事某些职业的男性要增强对生殖系统的防护，如油漆工、电焊工、皮革鞣制工、电镀工、厨师、加油工等。

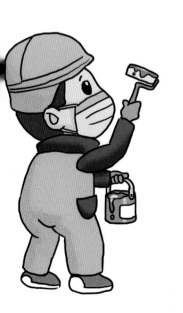

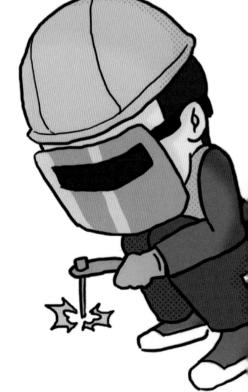

受精过程

受精是生命诞生的神奇之路。想象一下，它像一场特别的"约会"，在人体内部悄然地展开着，一切都是那么的神奇和美妙。

长征之路——精子与卵子如何到达目的地

卵子成熟后，卵泡逐渐移至卵巢表面，在卵泡未破裂之前，输卵管伞部主要依赖于平滑肌收缩展开贴于卵巢表面，输卵管肌层收缩所产生的负压和输卵管伞端纤毛朝着子宫方向有力地同步摆动，促使卵子及其周围的卵丘细胞一起脱离卵泡，随着卵泡液一起流向输卵管口。由此可见，输卵管"拾卵"是一个主动过程。

卵子到达输卵管壶腹部，与在此处等待的精子"会合"。卵子的寿命并不长，排出的卵子存活时间为12～24小时。如果卵子没有及时遇上精子，或者遇上了，但未受精，就会被自行溶解吸收。

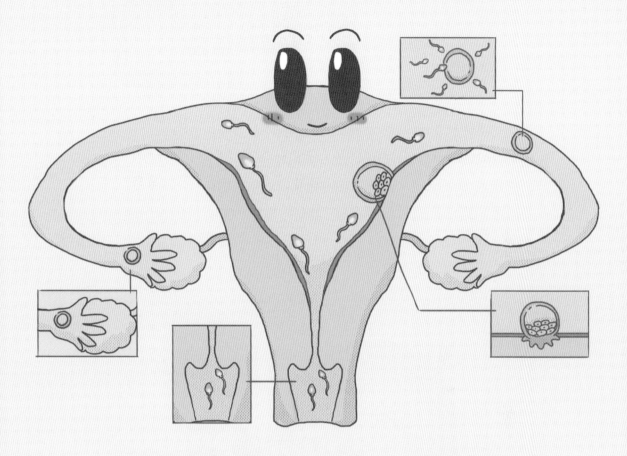

　　精子进入阴道后，这支庞大的"队伍"中含1亿~3亿个精子，靠着尾巴的摆动以每分钟2~3mm的速度游动，大部分会存于阴道后穹隆，分批游入宫颈，穿过稀薄的宫颈黏液，上行进入宫腔，游至宫角的精子，经输卵管的间质部，在输卵管蠕动及纤毛的摆动协同作用下，依次进入峡部、壶腹部，等待与卵子"会合"。

　　在这个过程中，精子在数量、形态结构、生化反应等方面都会发生很大的变化，最后仅有几十个至200个精子能够到达终点。理论上精子可以在女性生殖道内存活长达72小时，但是实际上精子在女性生殖道内存活时间要看女性生殖道内的环境，如果生殖道呈不良pH或有病原微生物，可能会影响精子的活力和存活时间，进而影响受精。

　　因此，排卵日的前3天至排卵后1天，都是同房的黄金时机。在排卵期同房，夫妇俩要避免紧张情绪，不需要刻意追求时机，也不要纠结卵泡是圆还是扁、内膜是薄还是厚，只需要顺其自然就好。

当一个优秀的精子到达卵子周围时，还需进行最后的"竞争"，精子需释放顶体酶溶解透明带才能与卵子结合，而一个精子不能做到这一点，它需要多个精子一起将卵子外面的透明带打开。

当透明带打开时只有最幸运的精子进入，透明带硬化后阻挡其他精子进入。这时精子释放的DNA与卵子内的DNA相遇并相互融合，受精就完成了，一个新的生命就在这一瞬间开始了。

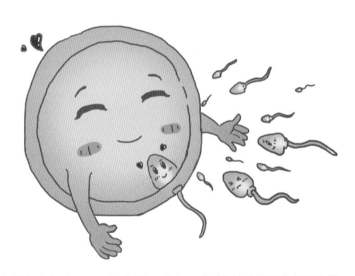

受精过程包括以下几个步骤：精子穿越放射冠和透明带→精子穿入卵细胞后，随之发生皮质反应，防止多精受精→雌原核、雄原核形成，融合形成受精卵。

精子穿越放射冠和透明带 ➡ 精子穿入卵细胞 ➡ 发生皮质反应

融合形成受精卵 ⬅ 雌原核、雄原核形成

受精卵发育

受精在输卵管内完成。受精卵在输卵管平滑肌的收缩、黏膜上皮纤毛的摆动协同作用下向子宫腔方向移动，受精卵边移动边分裂。

受精后1～3天，受精卵逐渐分裂成4个细胞、8个细胞。第4天，细胞已分裂成48个细胞，长得特别像"桑葚"，被称为"桑葚胚"。到了第5天，胚胎进一步发育成囊胚。到了第6～7天，囊胚植入子宫内膜，称为胚胎着床。

成功着床后，胚胎会在自己的"专属宫殿"里汲取营养，安心生长，最终一个美丽健康的宝宝诞生，学会走路、说话、玩耍……

这个奇妙的过程就是生命的旅途，它让我们感受到了生命的艰难、神奇与美妙，也让我们学会了感恩、珍惜！

第1～3天
分裂成4个细胞、8个细胞

第4天
分裂成48个细胞

第5天
胚胎发育成囊胚

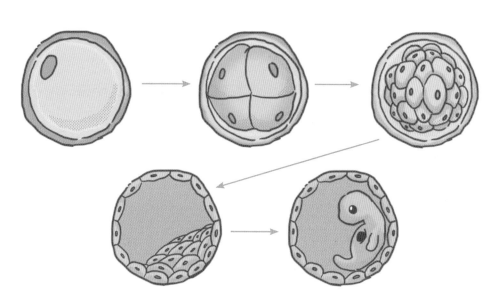

受精卵着床

子宫内膜是胚胎着床的土壤。子宫内膜在卵巢黄体细胞分泌的雌激素和孕激素，尤其在孕激素作用下间质更加疏松、水肿，螺旋动脉进一步增生并卷曲，像柔柔的海绵暖床，释放出营养物质，等待着胚胎宝宝的着床。

着床前，胚胎会在宫腔游走3～4天，受精后6～7天胚胎开始着床。受精后的11～12天着床完成。

着床位置多在子宫上1/3处。胚胎着床之后，即分泌绒毛膜促性腺激素，母胎循环逐渐构建，从此妈妈和胎宝宝之间有了连接，有了感应，有了默契。

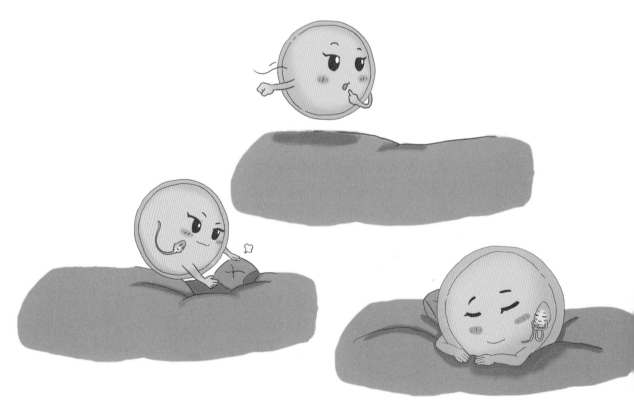

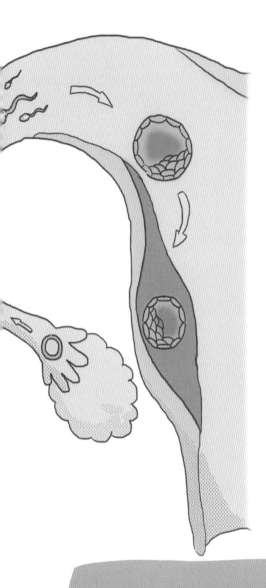

受孕的必备条件

1.卵巢排出正常的卵子。

2.精液正常并含有密度、活力、形态正常的精子。

3.卵子和精子能够在输卵管内相遇并结合成为受精卵。

4.受精卵顺利地被输送进入子宫腔。

5.子宫内膜已充分准备好，成为适合受精卵着床的"沃土"。

排卵后多久可以测出怀孕？

正常情况下，卵子和精子结合成为受精卵，需要1~2天的时间，而受精卵到子宫安家落户，需要6~7天的时。

一般来说，从女性的排卵算起到受精卵的成功着床需要10天左右的时间。所以排卵后10天就能查出怀孕。

排卵后
10 天
能查出怀孕

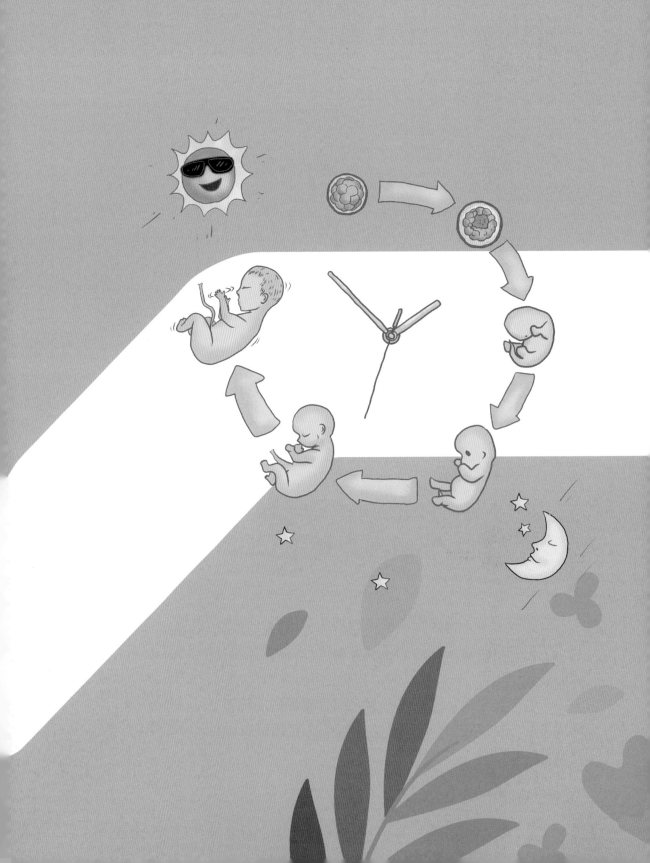

第二章
妈妈，我在慢慢地长大！

　　生命最初不过是一团毫无规则的细胞，经过200多个日夜，小小的细胞吸收了无数的营养与爱之后进化成人的模样，有了鼻子、眼睛、手、脚、心脏，有了生命的体征，有了眼泪，有了欢笑。我们不得不感叹生命之神奇，母爱之伟大。

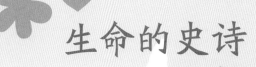

生命的史诗
——一颗受精卵的 280 天

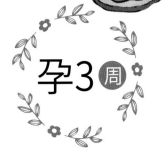

孕3周

宝宝还是一个正在迅速分裂的细胞球，被妈妈温暖的子宫内膜包裹，通过微小的通道与妈妈的子宫壁血管相连，开始第一次和妈妈亲密接触。

孕4周

器官开始发育，这时候的宝宝最为脆弱，特别容易受到外界因素干扰。

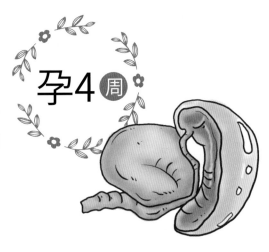

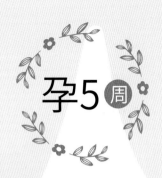

孕5周

芝麻大小（头臀长1～2mm），看起来像个小蝌蚪，三胚层开始分化成不同器官。与此同时，为胎儿输送营养和氧气的最初形态的胎盘和脐带开始工作。

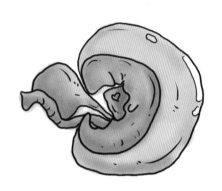

孕6周

我开始跳动了呢~

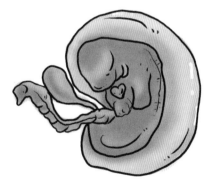

小扁豆大小（头臀长4～5mm），开始心跳。

桑葚大小（头臀长1.3cm），胎儿看上去有一条小尾巴，实际是尾椎骨的延伸，不过，这条小尾巴几周后就会消失。

孕7 周

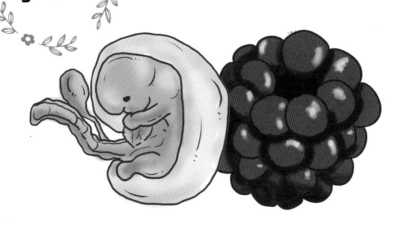

芸豆大小（头臀长1.6cm），腕关节、肘关节、膝关节开始弯曲，宝宝的双脚可以在身体前面碰在一起。

孕8 周

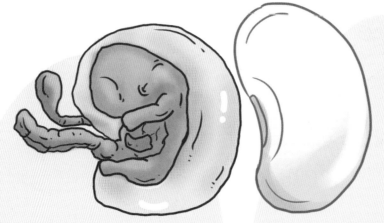

孕9 周

葡萄大小（头臀长 2.5cm），身体基本结构已经形成，心脏已经分化为4个心室。

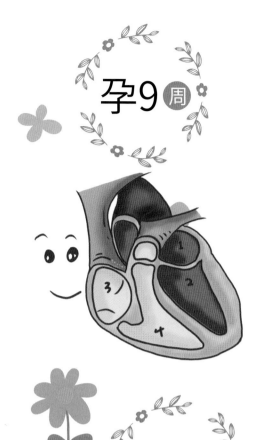

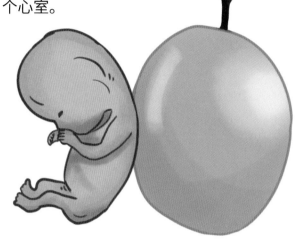

孕10 周

金橘大小（头臀长 3.5cm），宝宝的肝脏开始制造红细胞，卵黄囊不再被需要，开始消失。

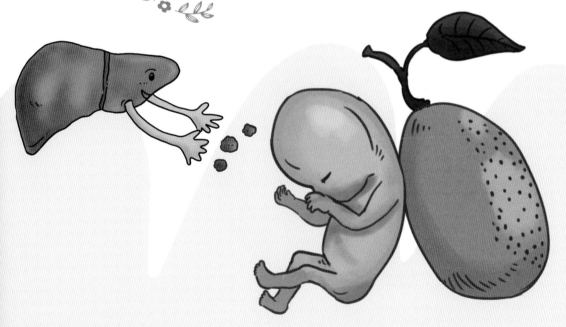

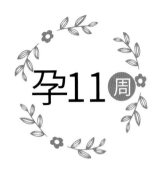

孕11周

已经完全成型，头臀长约3.8cm，能够打开和握紧拳头，开始踢腿和做伸展运动，甚至会打嗝。

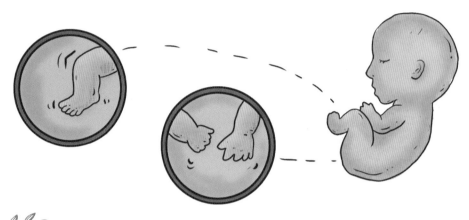

孕12周

头臀长5cm，重14g，开始建立神经反射，如果你轻轻戳一戳肚子，他/她会跟着动一动。

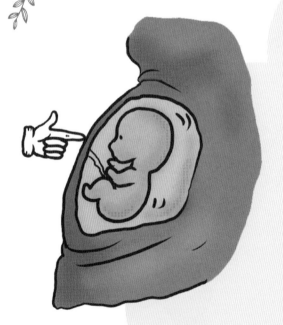

妈妈的肚子开始变得明显起来。胎儿头臀长7～8cm，胎儿发育关键期结束，微型的、独特的胎儿指纹开始显现。

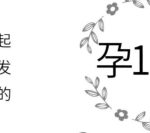

孕13周

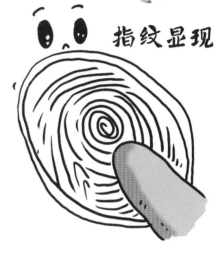

指纹显现

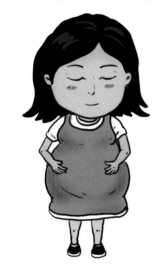

孕14周

柠檬大小，头臀长约9cm，胎儿开始长出非常细小的覆盖全身的胎毛。

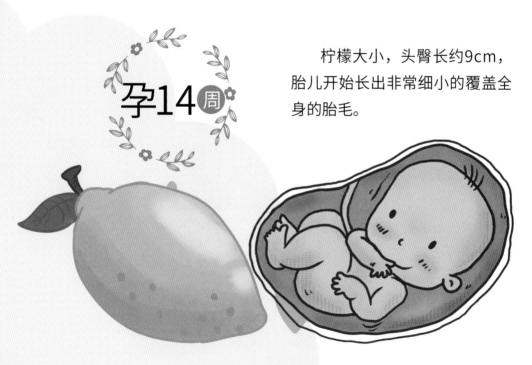

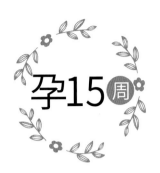

手掌大小，头臀长约10cm，可以感觉到光，如果你对着肚子打开手电筒，他/她很可能会躲避光源；宝宝的味蕾开始形成，宝宝可能会尝到你所吃食物的味道。

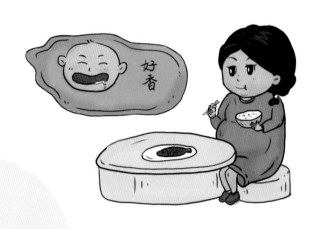

好香

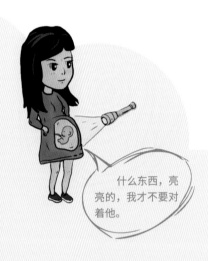

什么东西，亮亮的，我才不要对着他。

鸭梨大小（头臀长11～12cm），虽然还在闭着眼睛，但他/她的眼球开始慢慢转动，甚至开始长脚趾了。

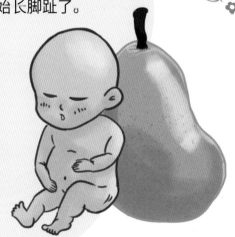

孕**17**周

洋葱大小（头臀长12～13cm），生命的枢纽——脐带变得更粗、更强壮了。

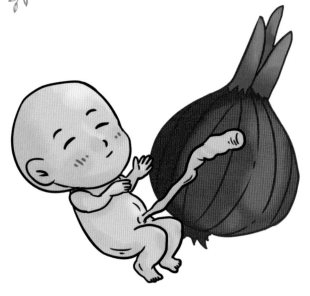

头臀长约14cm，重约198g。宝宝忙着伸胳膊和蹬腿，妈妈可以感受到宝宝的这些动作。这个时候如果做B超，宝宝会把自己的隐私处"遮"起来了，不让医生看到。

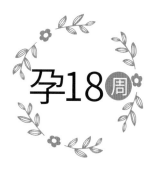

孕**18**周

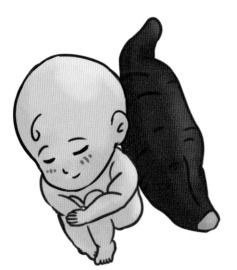

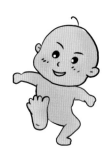

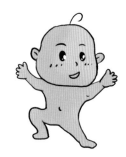

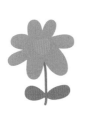

孕19周

小番瓜大小（头臀长15cm）。开始长头发了。这个时候是胎儿感官发育的关键时期。

胎儿能够听到妈妈血液流过血管的声音、胃里消化美食的声音以及妈妈说话的声音。

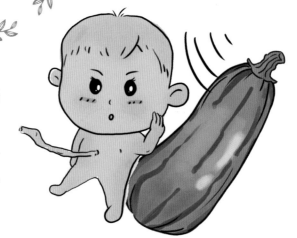

孕20周

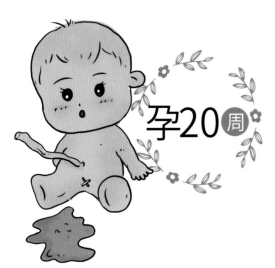

胎儿从头到臀部的长度16～17cm，从头到脚的长度25～26cm，从现在开始，胎儿的脚不再蜷曲在躯干里，我们可以测到胎儿整个身长啦！

一种油腻的白色胎脂覆盖胎儿全身，能够保护胎儿长期浸润在羊水中的皮肤。

宝宝开始产生胎粪，并积留在他/她肠内，成为宝宝出生后的第一块尿布上的杰作（胎便）。

孕21周

胎儿身长26～27cm，眉毛和眼睑也已经发育完全了。

为了加速身体和智力的发育，胎儿非常爱动，1个小时50次"拳打脚踢"，从"天明"舞到"天黑"，再舞到"天明"。

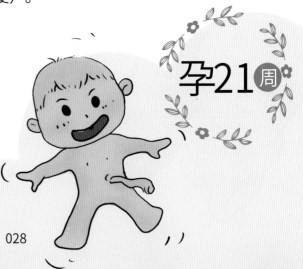

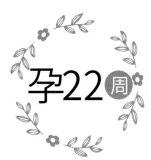

孕22周

"迷你新生儿"，身长27cm。嘴唇越来越清晰，小尖牙出现在牙龈里。

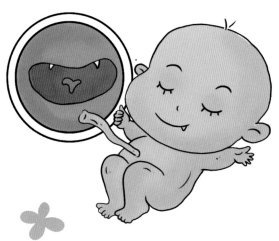

胎儿长约28cm，重450g。腹部开始发育，距完全发育成熟还需再等几个月。

如果宝宝在这一周出生了，在严密的医疗和护理下，有一定机会存活下来。

孕23周

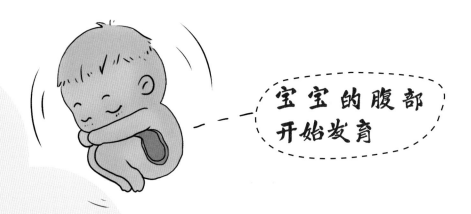

宝宝的腹部开始发育

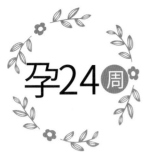

孕**24**周

身长30cm大小，肺里正在发育着"呼吸树"，肺泡表面已经产生活性物质，小宝宝开始产生毛细血管，皮肤由透明变成可爱的粉红色。

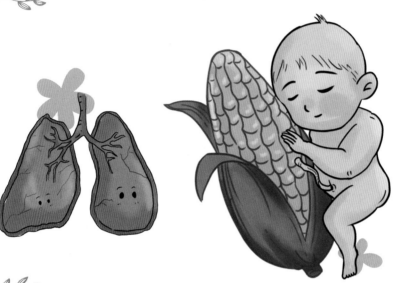

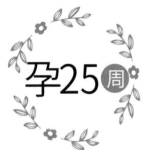

孕**25**周

身长34cm大小，不像之前那么又长又瘦，开始丰满起来，越来越像新生儿了。

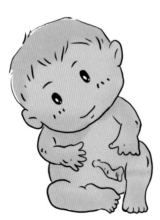

宝宝继续在羊水里小口呼吸，为出生后的第一次呼吸空气打基础，做好练习。

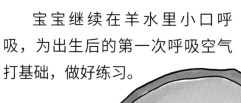

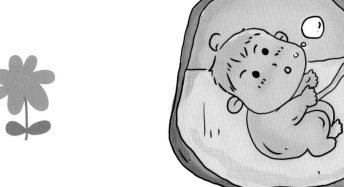

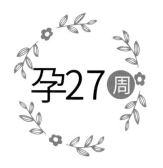

可以睁眼、闭眼，形成规律的睡眠周期，开始吸吮手指。

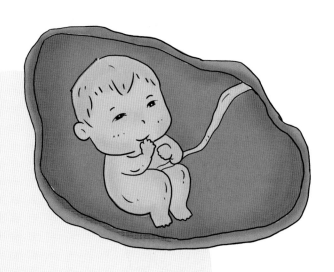

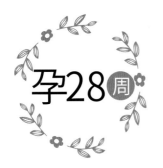

孕28周

这一周，胎儿体重超过900g，身长约37cm。

可以完全睁开双眼，睫毛完全长出来了，如果子宫外长时间有亮光，宝宝会把头转离光束。

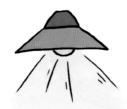

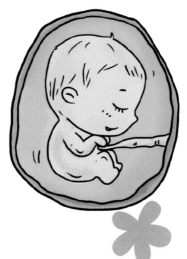

宝宝大概重1.1kg，身长约38cm。

胎儿的大脑中正在生成数十亿神经细胞，为了适应大脑的发育，胎儿头部逐渐增大。

孕29周

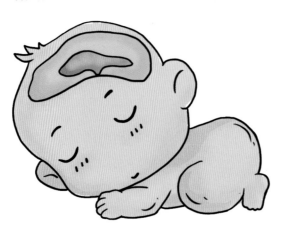

孕30周

宝宝现在身长约39cm，重约1.4kg。

胎儿听力发育水平出现新高，宝宝可以分辨出父母的声音，尤其妈妈的声音。这种慈祥、动听的声音，能让他/她得到最大的内心抚慰。

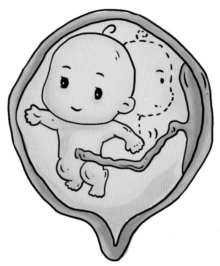

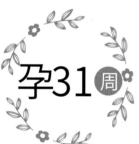

孕31周

宝宝能够把头从一侧转向另一侧了。当然，他/她还不知道这个动作的意思。

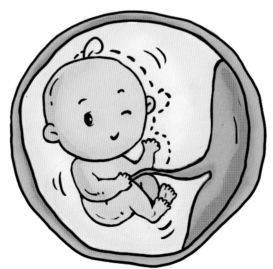

孕32周

宝宝大概重1.8kg，身长约43cm。

手指甲和脚指甲完全长出来了，宝宝占据了子宫里很大的地方，但狭窄的空间并不会限制他的活动。

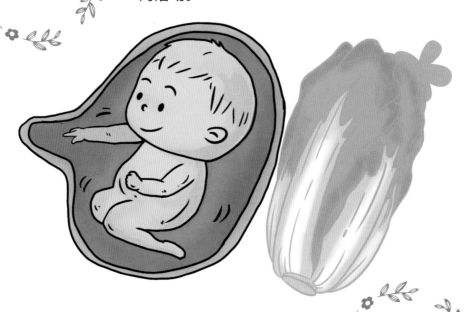

宝宝的大部分骨头开始变硬，但是头骨还是很软，这是为了能顺利通过产道。

孕33周

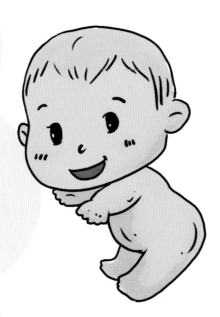

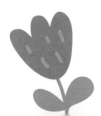

孕34周

宝宝现在重约 2.2kg，从头到脚长约45cm。

宝宝的中枢神经系统还在发育，但是肺部已经发育得很成熟。

在这个阶段出生的宝宝99%都能够在子宫外成活。

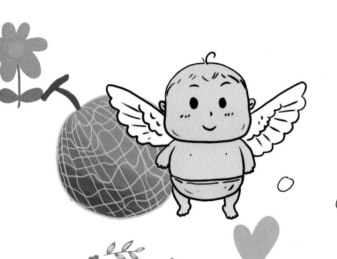

孕35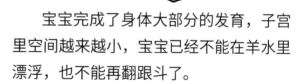周

宝宝完成了身体大部分的发育，子宫里空间越来越小，宝宝已经不能在羊水里漂浮，也不能再翻跟斗了。

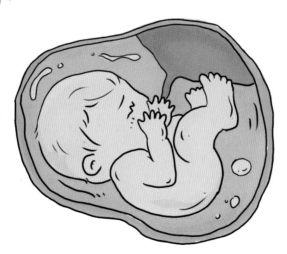

孕36周

宝宝大概重2.7kg，身长约49cm。

宝宝的胎脂开始脱落，脱落的胎脂也会被胎儿吃下去，储存在肠道里，待出生后排出。

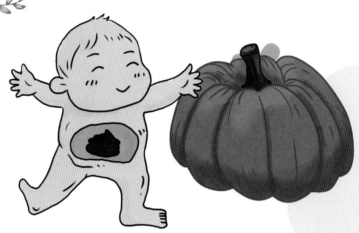

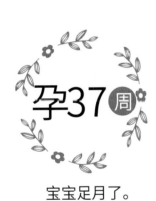

孕37周

宝宝足月了。

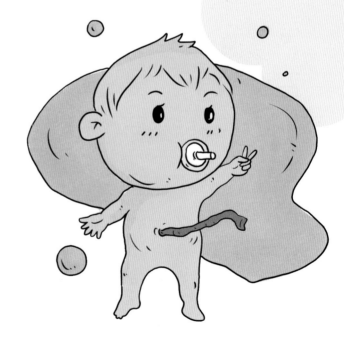

孕38 周

宝宝的小手抓握已经很有力了，很快就可以和妈妈握手了。

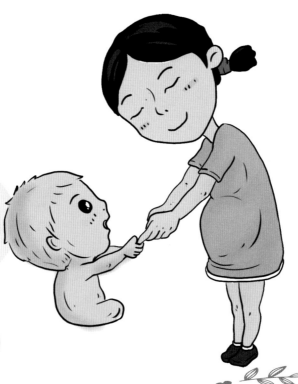

孕39~41 周

宝宝身长50～51cm。
宝宝已经准备好来到这个世界了。

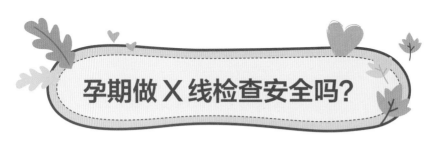

孕期做 X 线检查安全吗?

胎儿接受的X线照射如果剂量低于50mGy（相当于5000mrad）是不会对胎儿健康造成影响的。

当孕妇接受单次胸部X线检查腹中胎儿时，受到的照射剂量为0.02～0.07mrad。因此，孕妇单次X线检查是无害的。

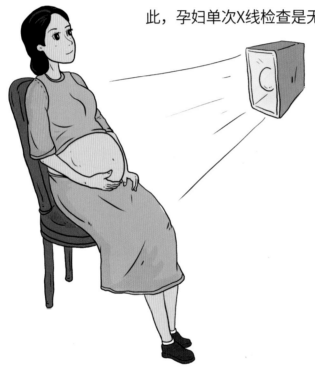

单次腹部X线平片胎儿受到的照射量为100mrad

乳腺钼靶检查胎儿受到的照射量为7～20mrad

钡灌肠或者小肠连续成像检查胎儿受到的照射量为2～4mrad

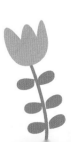

孕期便秘怎么办？

　　孕期分泌的大量孕激素会减慢消化道蠕动，再加之不断增大的子宫会压迫结直肠，使食物残渣在结肠滞留时间长，水分被结肠吸收，大便干结，钙剂和铁剂的添加等原因进一步导致了便秘的发生。

　　改变饮食习惯是治疗便秘的重中之重。可以每天食用富含膳食纤维的食物及多喝汤汁，尤其是水；其次是加强锻炼；再次是在身体状况允许下适当增加运动，同样也能够起到促进胃肠蠕动的作用。

　　如果自我调理无法缓解便秘，应及时就医。乳果糖口服液不会被吸收入血，不影响营养吸收，也不影响胎儿发育，是目前我国应用于治疗孕期便秘的常用药物。

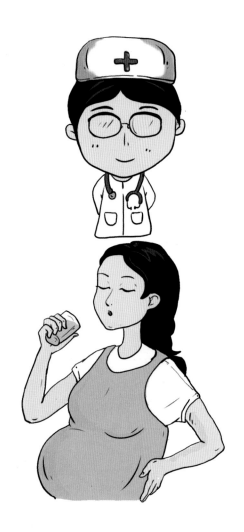

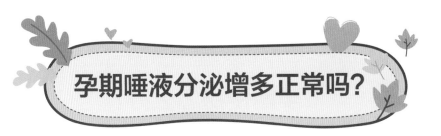

孕期唾液分泌增多正常吗？

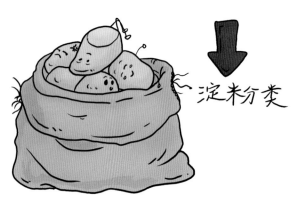

淀粉类

孕期唾液分泌增多并不能说明身体有异常，减少淀粉类食物的摄入可能会有所帮助。

仅仅是唾液分泌增多不伴有其他不适者，不需要就医。

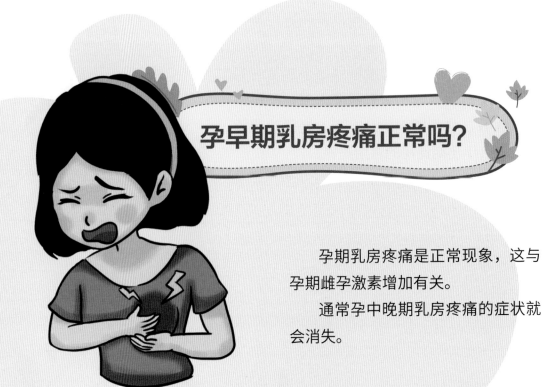

孕早期乳房疼痛正常吗？

孕期乳房疼痛是正常现象，这与孕期雌孕激素增加有关。

通常孕中晚期乳房疼痛的症状就会消失。

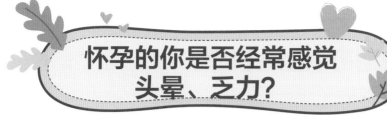

怀孕的你是否经常感觉头晕、乏力？

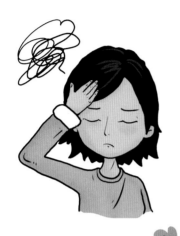

孕期有头疼、头晕或者乏力等症状很常见。这是由于子宫对盆腔血管的压迫导致血液回流受阻，头部等上身组织器官的血供减少，进而引起头晕、乏力等症状，并可能出现低血压状态。

孕期感冒了怎么办？

普通感冒可以不用马上到医院就诊，但要注意休息，适当补充水分，保持室内空气流通。

由病毒感染引起的感冒，因抗生素对病毒是无效的，因此不用抗生素。

如果是流行性感冒并发细菌感染，可以使用抗生素，如细菌性肺炎、中耳炎或鼻窦炎。

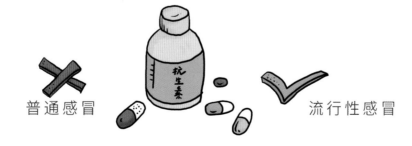

普通感冒　　　　　　　　　　流行性感冒

孕期可以坐飞机吗？

怀孕中期（孕14～27周）是孕妇坐飞机出行比较安全的时期。

短程飞行不会对孕妇腹中的胎儿造成伤害。

舱压不会影响到胎宝宝。

安检机器不会伤害胎儿。

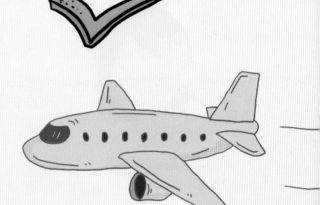

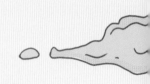

有以下情况的孕妇建议不要坐飞机：

曾有自然流产史、早产史、宫颈机能不全、下肢静脉栓塞史；

有先兆流产、胎盘位置异常、严重的早孕反应；

多胎、先兆早产；

有内科疾病，如高血压、糖尿病、心脏病、严重贫血、气喘、癫痫、静脉炎、晕动病等。

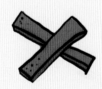

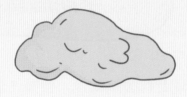

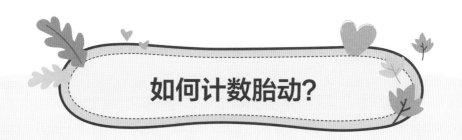

如何计数胎动？

一般情况下，在20周左右开始出现胎动，24周以后会出现比较明显的胎动，并出现一定的规律性。

不推荐过早数胎动，推荐在 30 ～ 32 周以后开始数胎动。正常健康胎儿的睡眠周期一般为 20 ～ 40 分钟，通常情况下最长不会超过 90 分钟，所以目前一致推荐 2 小时内胎动不低于 6 次。

一旦低于6次，就需要进行进一步的检查，包括电子胎心监护或B超生物物理评分。

但是，如果胎动比较频繁，也要考虑宫内缺氧情况，可及时到医院就诊。

一般建议上午、下午和晚上三个时间段各数一次胎动。

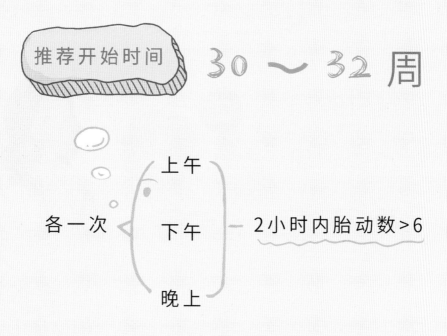

推荐开始时间 30 ～ 32 周

各一次　上午　下午　晚上　— 2小时内胎动数 >6

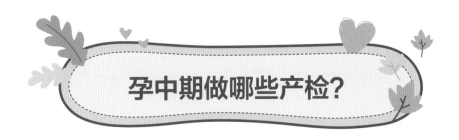

孕中期做哪些产检？

孕中期通常需要做 3 次产检，分别在：孕 14~19^{+6} 周，孕 20~24^{+6} 周，孕 25~27^{+6} 周，每次产检常规会测量血压、体重、腹围、宫高、胎心率。

在三次产检中，比较重要的三项检查内容分别为：唐氏筛查，胎儿系统超声检查（也就是通常所说的"大排畸"）和妊娠期糖尿病筛查（也就是通常所说的"喝糖水"）。

前两项检查是针对宝宝的先天异常和畸形进行筛查，第三项是对孕妈妈们可能出现妊娠期糖尿病进行筛查，这三项检查对宝宝和妈妈的健康和安全至关重要！

测量血压　测量体重　测量腹围　测量宫高　测量胎心率

唐氏筛查　胎儿系统超声检查　妊娠期糖尿病筛查

孕14~19^{+6}周

孕20~24^{+6}周

孕25~27^{+6}周

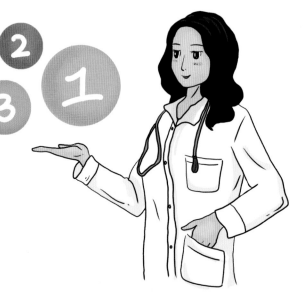

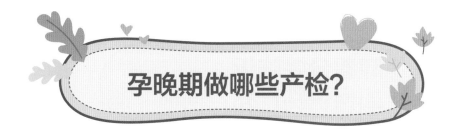

孕晚期做哪些产检？

检查项目

> 血压、体重、宫底高度、腹围、胎心率、血常规、尿常规、胎心监护、B超。

注意事项

> 1.孕晚期从36周开始，需每周进行1次产检。
>
> 2.最重要的检查就是胎心监护，孕妇在孕晚期一定要随时注意胎动情况。
>
> 3.确认胎位是临产前很重要的一项检查，医生会告诉你是头位（头先露）、臀位（臀先露），或其他异常胎位。这是确定采取自然分娩还是手术助产的重要依据。

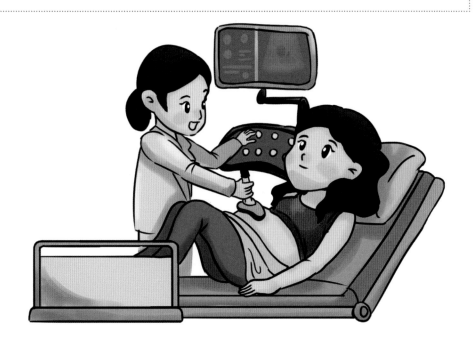

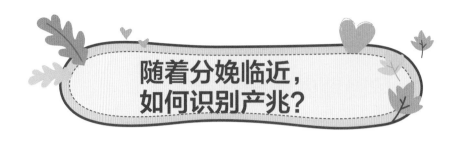

随着分娩临近，
如何识别产兆？

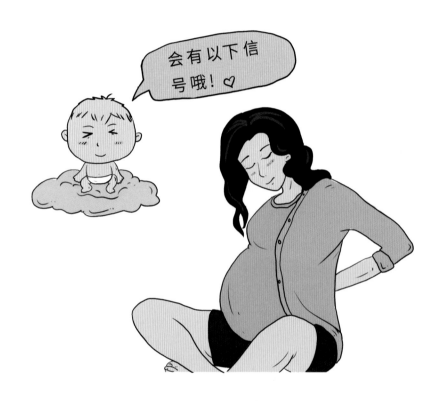

会有以下信号哦！♡

产兆就是孕妇即将生产的征兆，包括见红、胎儿下降感、不规律下腹痛等。

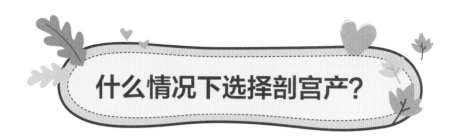

什么情况下选择剖宫产？

　　自然分娩是最佳分娩方式，以下情况可能会选择剖宫产：

　　1.胎儿超过4250g；胎位异常，如臀位、横位；脐带脱垂、脐带先露的宝宝。

　　2.胎盘异常，如胎盘前置或胎盘早剥。

　　3.有妊娠期并发症，如妊娠期高血压、妊娠期心脏病。

　　4.子宫畸形，如产道异常或骨盆狭窄等。

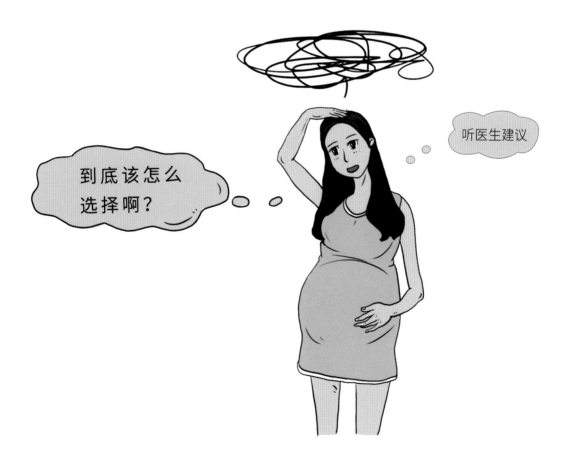

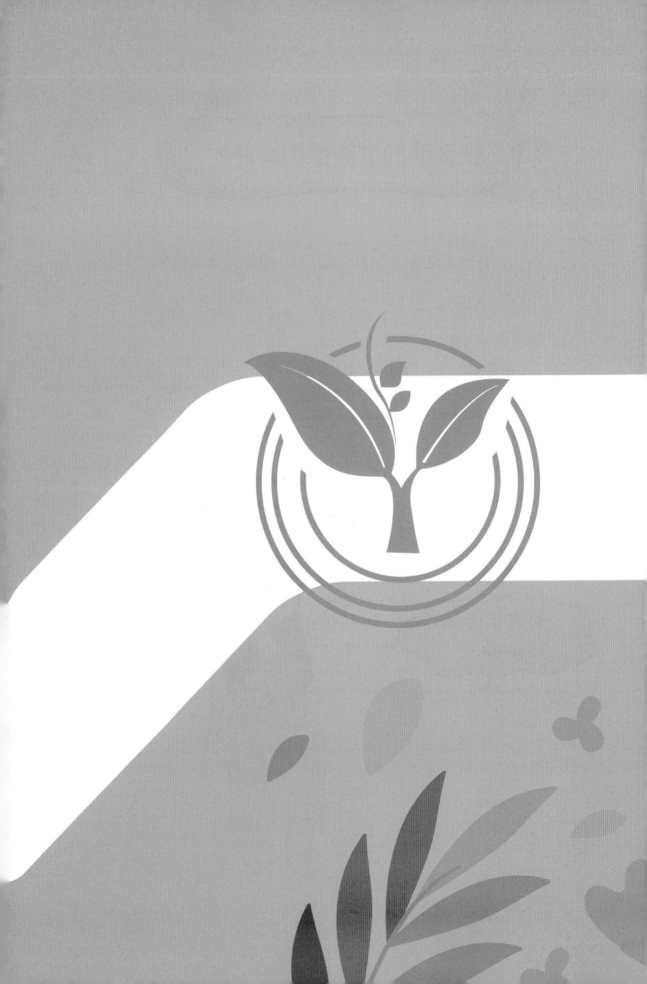

第三章
医生，是谁把我"弄丢了"？

　　就像植物的生长一样，良好的种子，肥沃的土壤，合适的季节，适时浇水、施肥，种子才能顺利发芽、生长，成长为一棵大树。

　　人类也是如此，生命的孕育、成长首先需要优质的精子、卵子，从而获得优质的胚胎，同时需要良好的母体环境，任何一个环节的异常都会导致胚胎停育。

什么是自然流产?

妊娠不足28周,胎儿体重小于1000g而妊娠终止,称为自然流产。

80%的自然流产会发生在妊娠12周以前。

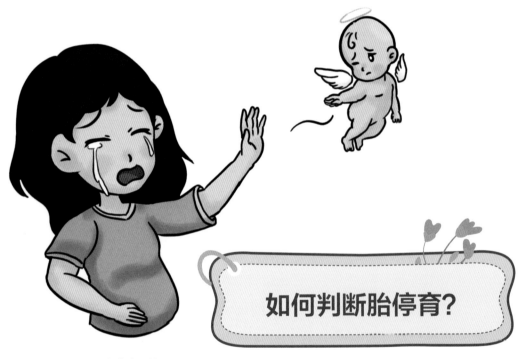

如何判断胎停育?

B超诊断胎停育标准:

超声检查头臀长	妊娠囊平均直径	宫腔内妊娠未见卵黄囊	宫腔内妊娠可见卵黄囊
CRL	**MSD**	**2周后**	**11天后**
≥7mm而未见胎心搏动	≥25mm而未见胎芽	仍然未见胎芽及胎心搏动	仍然未见胎心搏动

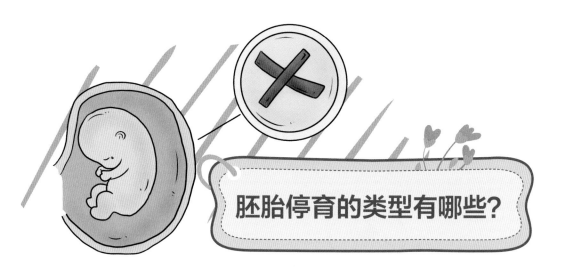

胚胎停育的类型有哪些?

1.生化妊娠：B超未见妊娠囊。

2.空孕囊：B超可见妊娠囊，却未见卵黄囊及胚芽声像。

3.见胚芽无胎心：B超可见妊娠囊，可见胎芽，却无胎心搏动。

4.胎心从有到无：之前B超提示有心管搏动，但一段时间后再做B超检查提示没有胎心搏动。

早期胎停育妈妈有哪些表现?

孕早期胚胎停育通常没有特殊的临床表现，最常见的症状是腹痛、阴道出血或有褐色的分泌物。

孕中、晚期的胚胎停育通常能够自我感知到，比如胎动消失或者胎动明显异常。

在整个孕期中，如果出现了腹痛、阴道出血、胎动异常等表现，应及时到医院就诊。

妊娠路上的拦路虎——复发性流产

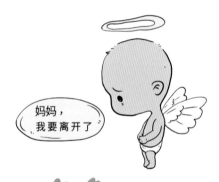

复发性流产顾名思义就是反复自然流产或胎停育。复发性流产的定义在不同的国家和地区定义是不同的。

目前，我国将28周前连续发生2次及2次以上体重不足1000g的胎儿丢失定义为复发性流产，也包括连续发生的生化妊娠。

妈妈，我要离开了

复发性流产的常见原因有哪些？

复发性流产的原因复杂，包括遗传因素、免疫因素、内分泌因素、解剖因素、血栓前状态等，此外还有近一半的原因尚不清楚。

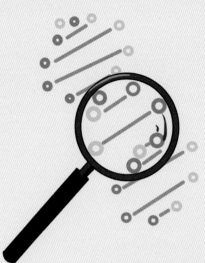

遗传
因素

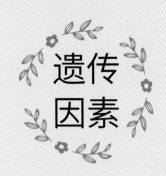

· 什么是胚胎染色体异常？产生的原因有哪些？

胚胎染色体异常是指胚胎染色体数量或结构的异常。

胚胎染色体异常来自两个方面

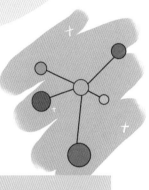

一方面

由父母遗传而来。

另一方面

夫妇在生育后代时会将自己一半的染色体分配给自己的后代，这个分配过程称为"减数分裂"。

虽然这个过程非常精细，但是也会偶尔出错，一旦出错就会导致某个精子或卵子多分或少分染色体。这类父母染色体正常而胎儿染色体异常的现象被称为"染色体新发突变"，这是偶发事件。

·胚胎停育后，为什么要做胚胎染色体检查？

胚胎染色体异常的比例大概在50%～60%。一般来说，胚胎染色体异常偶发的居多，但胚胎染色体检查还是有必要的，尤其经过系统病因筛查及积极保胎治疗后仍再次出现胚胎停育时，胚胎染色体的检查更为必要。

如果胚胎染色体异常，则提示此次胚胎停育为优胜劣汰，前期的病因筛查和治疗方案没有问题。

如果胚胎染色体正常，则需要进行更完善的病因筛查及更系统的治疗方案，以免再次妊娠时出现胚胎停育。

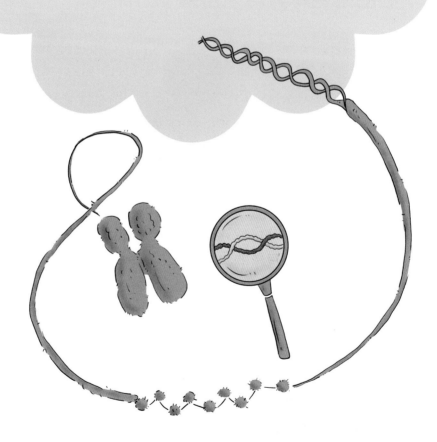

·夫妻染色体异常有哪些？

>> 染色体易位

染色体易位是指两条或多条染色体之间发生片段交换，染色体数量并没有增加或减少，但染色体相互之间的位置发生改变。

染色体易位可分为转位和相互易位，其中，相互易位较为常见，表现为两条染色体间相互交换了片段。相互易位仅有位置改变，没有可见染色体片段增减时称为平衡易位，携带者的生长发育正常，但会遇到生育困难，如不孕不育、复发性流产等。

如果易位发生在近端着丝粒染色体组之间或组内，称为罗氏易位，携带者生长发育正常，但有生育障碍的女性患者会有复发性流产、胎儿畸形等风险。

>> 染色体倒位

染色体倒位是由于同一条染色体上发生了两次断裂，产生的片段颠倒180°后重新连接造成的，分为臂间倒位和臂内倒位。

臂间倒位是短臂和长臂各发生一次断裂，断裂点之间包含有着丝粒的片段倒转180°后与其余两段重新连接而成。

臂内倒位是指两个断裂点都在染色体的长臂或短臂上，倒位片段局限于染色体的一条臂。

染色体倒位以9号染色体发生率最高，9号染色体倒位通常在没有功能的染色质区域，被认为是一种染色体多态性，不会对本人或生育造成不良影响。

>> 染色体多态性

一般染色体多态性并不被认定为染色体异常，携带者也没有任何异常的表现，被认为是正常的染色体变异。

正常的染色体多态性主要包括结构、着色强度、带纹宽窄等方面的微小变异。这就像人有高矮胖瘦、眼睛有大有小一样。

>> 夫妇染色体数目异常

染色体数目异常包括整倍体改变、非整倍体异常、嵌合体。

非整倍体异常是临床上最主要的染色体病，以21号、18号、13号、X、Y染色体异常最为常见，其中，21三体综合征是胎儿和新生儿最多见的非整倍体染色体异常。

常染色体数目异常，如三倍体或单倍体都表现为自然流产、畸形或严重的出生缺陷，不建议生育。

性染色体数目异常一般可以存活且临床表型不明显，但对生殖有较大影响。

所有特纳综合征患者怀孕后均为高危妊娠，须详细进行胎儿排畸检查以及胚胎染色体核型检测。

超雌综合征女性除非合并复杂的泌尿生殖功能紊乱或早发性卵巢功能不全，一般生育能力正常，子代没有显著的染色体异常现象。

超雄综合征患者大部分都具有生育能力。

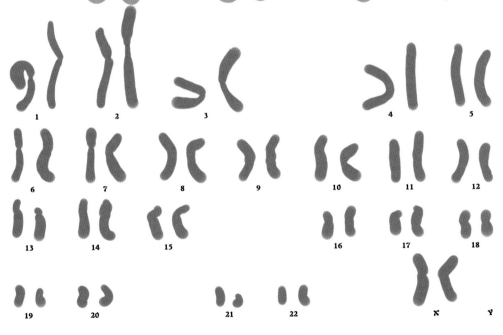

· 如果父母一方染色体异常，再次怀孕选择哪些受孕方式？

>> 建议遗传咨询，确定是否需要进行胚胎植入前遗传学诊断及筛查（三代试管）。

>> 对于染色体结构异常，如相互易位、罗氏易位、倒位、复杂易位、致病性微缺失或微重复，推荐三代试管婴儿技术。

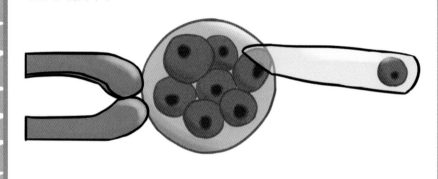

· 前次胚胎染色体异常，此次妊娠需要注意什么？

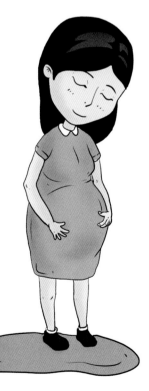

胚胎染色体异常是胎停育的重要原因之一，一般来说，染色体异常偶发的居多。胚胎染色体异常目前尚无有效治疗措施。

如发现胚胎染色体异常，建议夫妻双方进行染色体检查。如果夫妻双方染色体正常，则这次胚胎异常是偶发事件，可能是生殖细胞受精过程或有丝分裂过程出现差错。

如果夫妻一方染色体异常，则考虑这次胚胎异常与父母染色体异常有关。这种情况下，需采取第三代试管婴儿技术进行植入前胚胎染色体筛查，将正常的胚胎植入子宫。

·胚胎染色体异常能预防吗?

胚胎染色体异常而夫妻双方染色体正常，这说明此次胎停育可能是偶然现象，不用特别焦虑。

再次妊娠前远离不良环境（高温、辐射、农药、油漆、药物、重金属等）。

备孕期间保持心情舒畅，养成良好的生活习惯，戒烟酒，不熬夜，平衡膳食。

总之，要在"三好"（身体好、心情好、环境好）状态下怀孕。

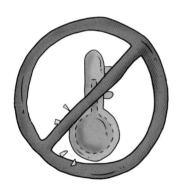 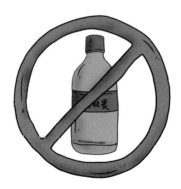 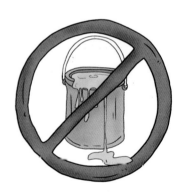

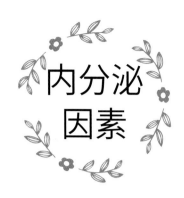

内分泌因素

·什么是甲状腺功能减退症状？什么是甲状腺功能亢进？

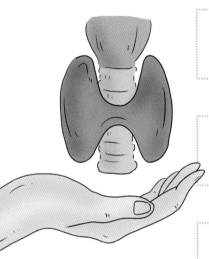

甲状腺功能异常最常见的是甲状腺功能减退症（甲减）和甲状腺功能亢进症（甲亢）。

甲减是由于甲状腺激素合成和分泌减少或组织利用不足导致的全身代谢减低综合征。

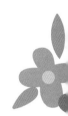

甲亢是由于甲状腺激素分泌或合成增多，以多系统兴奋性增高、代谢亢进为主要临床表现的自身免疫性疾病。

·甲状腺功能异常会引起自然流产吗？

未得到有效控制的甲状腺功能异常会导致不良妊娠结局。

妊娠早期可能导致胚胎停育。妊娠晚期显著增加早产、子痫前期等妊娠并发症的发生概率。孕期甲状腺功能异常还会对胎儿生长发育造成影响。

·甲状腺功能异常该如何治疗?

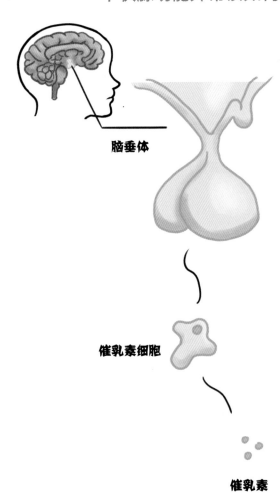

脑垂体

催乳素细胞

催乳素

>> 建议在备孕期就进行筛查，把防治窗口前移。筛查的主要项目包括：TSH、FT_4、TPOAb。

>> 对于甲减患者，甲状腺功能正常后再备孕。

>> 对于亚临床甲减患者，备孕期TSH控制在正常范围内再备孕。

>> 不论甲减还是亚临床甲减患者，一旦怀孕，应立即筛查甲状腺功能，且每4周检查1次，便于及时调整优甲乐用量。

>> 对于甲亢患者，在甲状腺功能正常且病情稳定后备孕。

>> 一旦怀孕，应及时评估甲状腺功能和TSH受体抗体（TRAb），如需用药，妊娠早期首选丙基硫氧嘧啶（PTU）治疗，控制目标为FT_4接近或高于正常参考上限，TSH水平不作为控制目标。

>> 妊娠早期每1～2周监测1次甲状腺功能，妊娠中晚期每2～4周监测1次，达到目标值后每4～6周监测1次。

·什么是高催乳素血症?

高催乳素血症是指各种原因引起的外周血催乳素水平持续高于正常值。

催乳素分泌具有脉冲式、节律性改变的特点,不同时间会有较大波动,在应激状态下也可能出现一过性升高,称为生理性高催乳素血症。

除了生理影响,还有很多药物也会导致催乳素升高,如胃复安。如果排除了生理性以及药物性的催乳素升高,那就要考虑病理性的可能了。

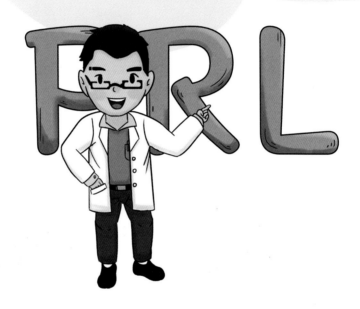

·高催乳素血症会引起自然流产吗?

病理性高催乳素血症常见于垂体疾病,这种情况需要完善垂体MRI等相关检查。

除此之外,下丘脑疾病、甲状腺功能减退或者肝硬化等也可能出现催乳素升高。

长期高催乳素血症主要是抑制了下丘脑—垂体—卵巢轴的功能,导致卵泡发育不良,黄体功能不全,从而引起早期妊娠流产。

·高催乳素血症如何治疗?

高催乳素血症首选的治疗方案是以多巴胺受体激动剂为主的药物治疗,常用的药物包括溴隐亭、卡麦角林等。

口服溴隐亭的副作用包括鼻塞、恶心、头痛、嗜睡以及体位性低血压等。应从小剂量(1.25mg/d)开始逐渐增加,餐中服用,1周后剂量可增加至2.5mg/d,剂量应增加到催乳素恢复正常或月经恢复后维持,常用有效剂量为5~7.5mg/d,一般每日不超过15mg。

确认妊娠后,除外垂体微腺瘤患者,应尽快停止溴隐亭治疗。

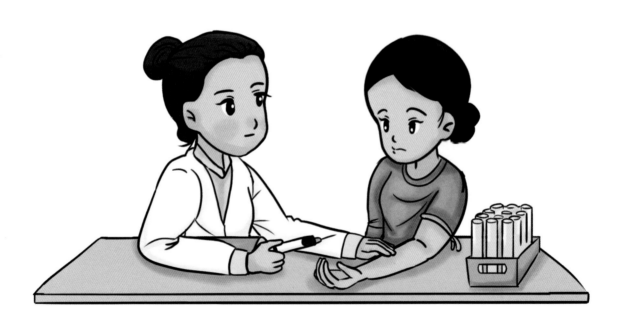

多囊卵巢综合征会不会引起自然流产？备孕需要注意什么？

　　多囊卵巢综合征（PCOS）是一种以稀发排卵／无排卵，雄激素水平升高和卵巢多囊样改变为主要特征的生殖内分泌疾病。

　　PCOS 患者在药物诱导排卵成功妊娠后，仍有 3 倍高于正常人群的胚胎丢失风险。主要与内分泌紊乱、胰岛素抵抗、黄体功能不足等因素相关。

　　PCOS 患者需进行孕前指导，减轻体重、健康的饮食和规律的运动，改善胰岛素抵抗，积极促排治疗。

　　在明确妊娠后应及时给予黄体支持。

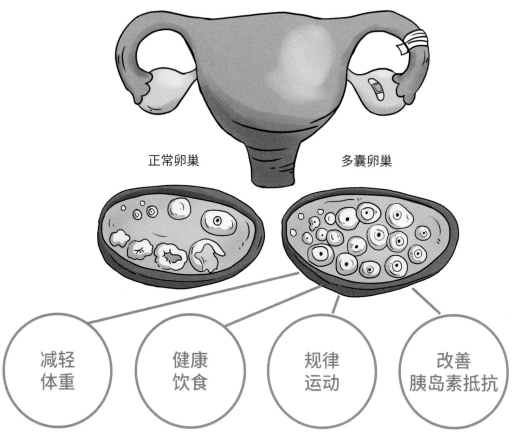

正常卵巢　　　　　多囊卵巢

减轻体重　健康饮食　规律运动　改善胰岛素抵抗

肥胖会不会引起自然流产？

在我国，成人超重定义为24≤BMI（体重kg/身高m²）＜28，肥胖定义为BMI≥28。

妊娠前超重和肥胖的女性常合并胰岛素抵抗，甚至糖尿病，这明显增加早孕期胚胎停育的风险，增加围孕期母儿的患病率和死亡率，同时影响母儿远期健康。

建议妊娠肥胖妇女应注意合理饮食、适当运动，勿使体质量增长过多。必要时可采用药物或外科手术治疗，降低妊娠早期流产率。

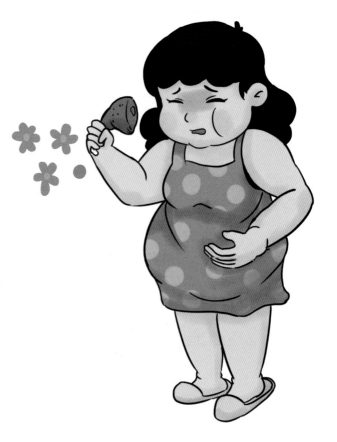

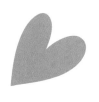

什么是黄体功能不足?

正常月经周期，排卵后卵巢黄体可合成一定水平的孕激素，促使子宫内膜由增生期向分泌期转化，为受精卵着床和发育做准备。

一旦成功妊娠，卵巢黄体在胚胎滋养细胞分泌的人绒毛膜促性腺激素（hCG）作用下生长成为妊娠黄体，继续合成孕酮以维持妊娠，直至妊娠7～9周后由胎盘取代卵巢黄体产生类固醇激素。

黄体功能不足（LPD）是指排卵后黄体发育不良或黄体过早萎缩，孕酮分泌不足，从而导致子宫内膜分泌功能减弱。

黄体期小于10天、黄体中期孕酮水平＜10ng/mL或者黄体中期子宫内膜活检显示分泌不足等通常被认为是LDP，但目前还没有可采纳的临床实用标准来诊断LDP。

LPD

· 黄体期
 小于10天

· 黄体中期孕酮
 水平＜10ng/mL

· 黄体中期子宫内膜
 活检显示分泌不足

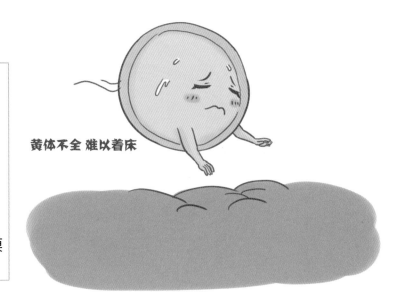

黄体不全 难以着床

黄体功能不足会导致自然流产吗？

正常的GnRH-a和LH脉冲受到干扰会导致LDP，例如下丘脑性闭经、压力、体重显著下降、多囊卵巢综合征、子宫内膜异位症、甲状腺功能障碍、高催乳素血症等。

黄体功能不足的患者子宫内膜分泌转化不足，不利于胚胎着床和生长，育龄期LPD女性可表现为不孕或妊娠早期停育。

预防LDP的首选方法是治疗任何可导致LDP的情况，如甲状腺功能障碍、高催乳素血症等。

如果没有发现潜在的病因，可改善排卵功能或者排卵后加强黄体期支持。

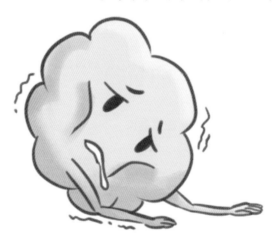

高血糖会引起自然流产吗？

美国糖尿病协会和WHO推荐的血糖评价标准：空腹血糖（FPG）＜6.1mmol/L为正常，6.1≤FPG＜7.0mmol/L为空腹血糖受损，FPG≥7.0mmol/L为糖尿病。

长期高血糖甚至糖尿病，会导致相关的血管病变和高凝状态，使子宫内膜血运不良，使胚胎发育受阻，甚至发生致死性胚胎畸形，增加早期胚胎停育的风险。

空腹血糖（FPG）＜6.1mmol/L（✓）

胰岛素抵抗与复发性流产

胰岛素抵抗及高胰岛素血症是复发性流产的独立危险因素。调整饮食结构、加强运动、改变生活方式是治疗胰岛素抵抗最简单、最重要的方法，通俗讲就是"管住嘴，迈开腿"。

二甲双胍是现在治疗胰岛素抵抗/高胰岛素血症最常用的药物，它能够减少肝糖原生成，促进外周组织对葡萄糖的利用，降低胰岛素水平，还可改善PCOS的高雄激素血症，促进排卵，降低自然流产率。

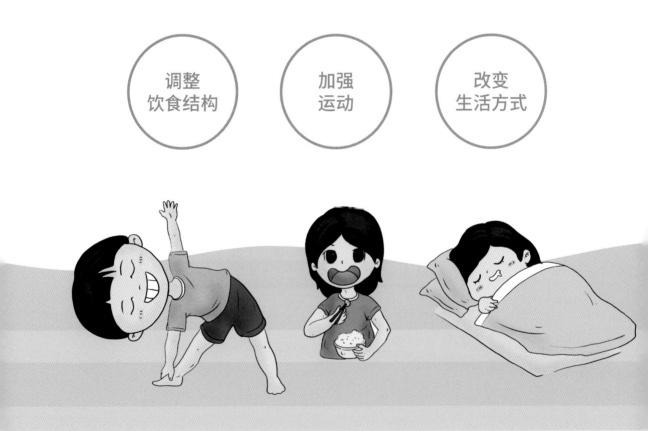

调整
饮食结构

加强
运动

改变
生活方式

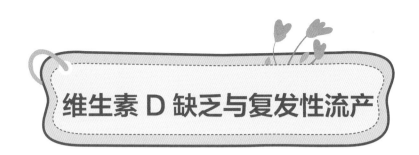

维生素 D 缺乏与复发性流产

维生素D缺乏除了会引起佝偻病、骨质疏松等外，最新研究发现，复发性流产女性维生素D水平降低与多种自身抗体水平增高有关，如抗磷脂抗体、抗核抗体、抗甲状腺过氧化物酶抗体等。同时，发现维生素D缺乏与NK细胞水平增高和毒性增强有关。

简单地说，维生素D是一种免疫调节剂，可减少母亲对胎儿免疫排斥。当维生素D缺乏时，这种免疫调节作用减低，可能导致自然流产发生。

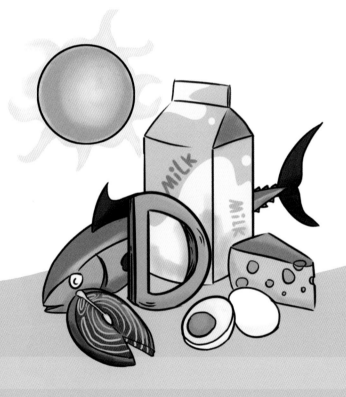

维生素 D 缺乏怎么治疗？

除了多晒太阳，还可口服维生素D进行补充，使维生素D的水平保持在正常范围之内。一来可以避免维生素D缺乏所带来的免疫调节作用的下降；二来可以在孕后减少妊娠期的各种并发症，减少宝宝出生后各种疾病发生的可能。

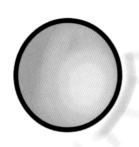

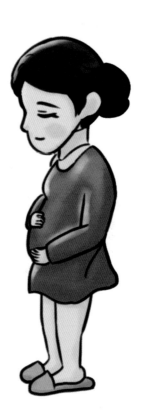

易栓症

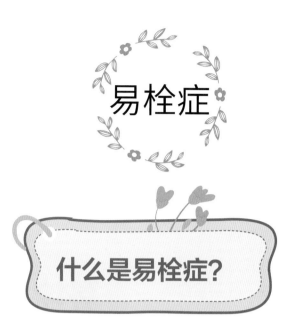

什么是易栓症?

易栓症是指血液中的有形及无形成分发生某些病理生理变化,使血液呈高凝状态,从而易于形成血栓。

在妊娠期则会导致胎盘部位的血栓形成,甚至形成多发性胎盘梗死,增加流产、胎死宫内、子痫前期等不良妊娠的风险。

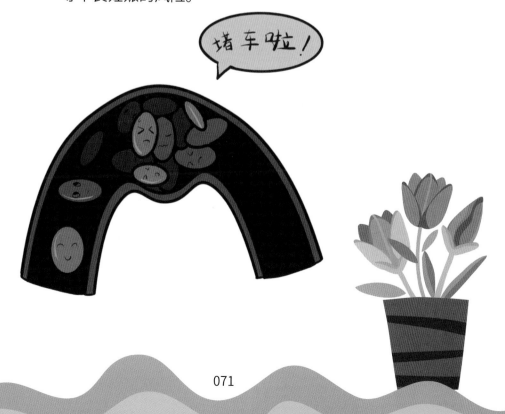

易栓症的分类?

易栓症根据发病原因可分为遗传性和获得性两大类。

遗传性易栓症是指由凝血因子、抗凝蛋白、纤溶蛋白等基因缺陷而导致易发生血栓的一类遗传性疾病。

易栓症的遗传因素存在显著的种族差异，在汉族人群中，蛋白C、蛋白S和抗凝血酶缺乏是最常见的遗传性易栓症类型。

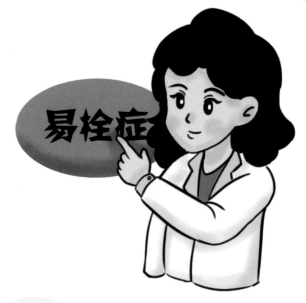

获得性易栓症主要包括抗磷脂抗体综合征、高同型半胱氨酸血症、各种易导致血栓形成的结缔组织病、长期控制不佳的高血压、糖尿病、慢性肾病，以及长期卧床休息、使用激素替代治疗等。

易栓症是如何引起自然流产发生的？

妊娠期的生理改变使孕妇的凝血功能处于高凝状态，易发生血栓。

正常的孕妇本身有一定的保护机制来防止血栓形成，但如果孕妇本身有某方面的遗传或获得性血栓形成倾向，其结果是引起胎盘绒毛间隙纤维蛋白沉积和胎盘血管血栓形成及蜕膜血管纤维素样坏死，从而导致胎盘灌注量下降，不良妊娠结局的发生。

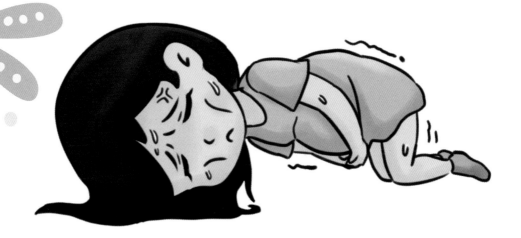

复发性流产患者，是否需要筛查遗传学易栓症？

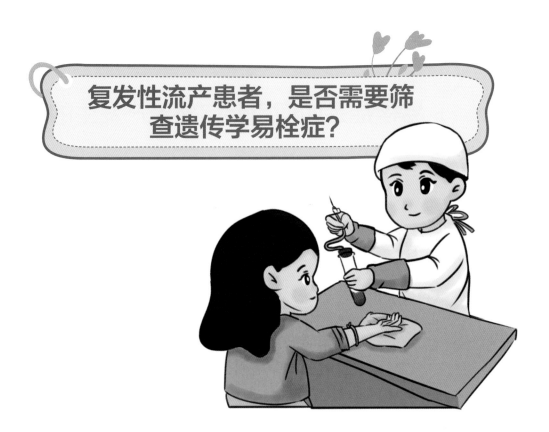

遗传性易栓症与复发性流产之间还不能建立明确的病因关系。不推荐常规进行遗传性易栓症的筛查，除非存在以下危险因素时：

（1）本人既往有血栓栓塞病史。

（2）血栓栓塞家族史。

遗传性易栓症以静脉血栓为主，首选低分子肝素治疗。

妊娠合并遗传性易栓症患者应经过个体风险评估后决定孕期抗凝方案，必要时建议多学科会诊评估。

遗传性易栓症患者建议抗凝治疗到产后6周。

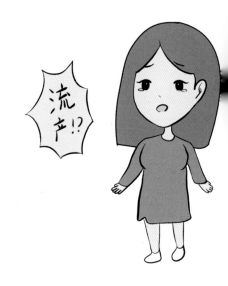

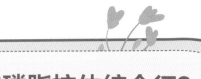

什么是抗磷脂抗体综合征？

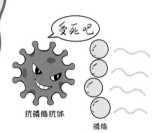

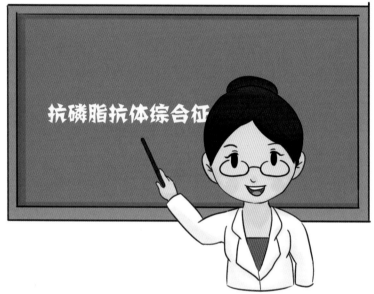

抗磷脂抗体综合征是一种系统性自身免疫性疾病，特征是持续存在抗磷脂抗体，反复动、静脉血栓和（或）妊娠丢失。其中以病理妊娠为主要临床特征时称为产科抗磷脂抗体综合征。

抗磷脂抗体综合征不仅引起早孕期自然流产，而且在怀孕中期、后期可引起胎儿生长受限、羊水过少、高血压等妊娠期并发症。

低剂量阿司匹林和肝素治疗是目前抗磷脂抗体综合征合并复发性流产患者的基础治疗方案。

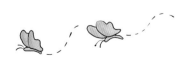

抗磷脂抗体综合征会遗传给孩子吗？

　　抗磷脂抗体综合征是一种自身免疫性疾病，不是遗传病，一般不会遗传给胎儿。但新生儿可能存在抗磷脂抗体阳性，其原因较为复杂。

　　胎儿通过胎盘从母体那里获得的抗磷脂抗体，大多会在出生后6～12个月完全消失，而且抗体阳性并不能说明宝宝存在抗磷脂综合征，新生儿患有抗磷脂抗体综合征的极为罕见。

　　患有抗磷脂抗体综合征的妈妈们不用担心宝宝出生后是否也有抗磷脂抗体综合征的问题，也不需要分娩后对宝宝进行常规检查。

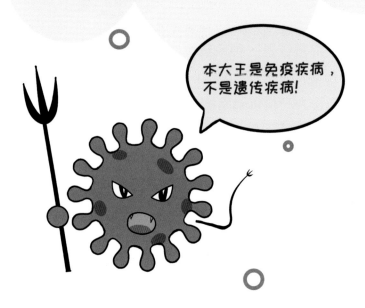

本大王是免疫疾病，不是遗传疾病！

同型半胱氨酸为什么会增高？对人体有什么危害？

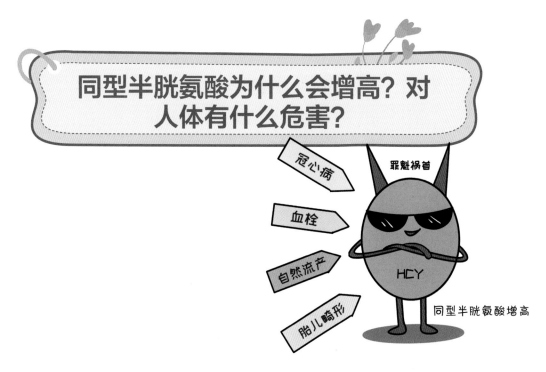

同型半胱氨酸为什么会增高？

1.同型半胱氨酸相关代谢基因突变：大家最熟悉的是叶酸代谢基因MTHFR、C677T，其中TT型是高危型。

2.不良生活习惯：如饮酒、吸烟。

3.年龄：随着年龄的增长，同型半胱氨酸水平逐步提高。

4.雌激素水平：高同型半胱氨酸血症中，男性高于女性，绝经后高于绝经前。

5.相关疾病和服用相关药物：甲状腺功能低下、严重贫血、恶性肿瘤以及服用利尿剂等。

高同型半胱氨酸有哪些危害？

1.增加妊娠期各种并发症，包括胎停育、妊娠期高血压、糖尿病、胎儿神经管缺陷、胎儿先心病等。

2.心血管疾病，如冠心病、脑卒中、高血压。

3. 增加糖尿病大血管和微血管病变，包括糖尿病、肾病风险增加。

4. 影响精子生成和精子功能。

5. 其他：胃肠道疾病、血脂异常、免疫系统疾病风险增高。

对于复发性流产患者，合并高同型半胱氨酸血症该如何治疗？

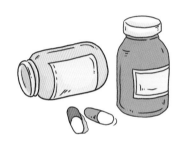

1.调整生活方式：戒烟、限酒、合理膳食、多运动。

2.补充营养素：叶酸、维生素B_{12}、维生素B_6、天然甜菜碱等。

3.妊娠期可采用个体化抗凝治疗。

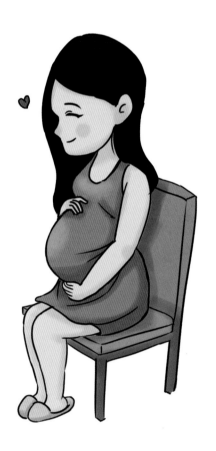

易栓症在治疗中该如何监测？

易栓症保胎常用的是阿司匹林和低分子肝素。总的来说，药都有副作用，抗凝药物尤其要注意出血风险。

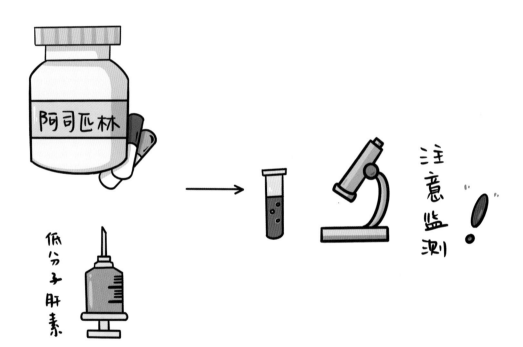

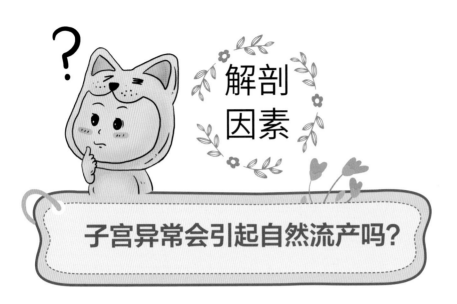

解剖因素

子宫异常会引起自然流产吗？

　　子宫结构异常是由于各种因素所致的子宫解剖形态破坏，包括先天性子宫发育异常和获得性子宫结构异常。

　　子宫异常可影响子宫血供和宫腔环境，从而影响胚胎发育。

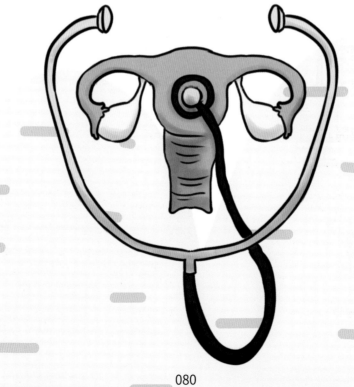

引起自然流产的常见子宫畸形有哪些?

　　子宫被称为"胎儿的宫殿"和"生命的摇篮"。

　　子宫呈倒置的梨形，上部较宽，称子宫体，其上端隆突部分称宫底。子宫底两侧为子宫角，与输卵管想通。子宫下部较窄，呈圆柱形，称子宫颈，伸入阴道中。

　　先天性子宫发育异常包括子宫纵隔、单角子宫、双角子宫、鞍形子宫、残角子宫，获得性子宫结构异常包括子宫黏膜下肌瘤、宫腔粘连以及子宫内膜息肉等。

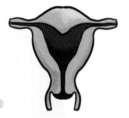

不完全纵隔子宫

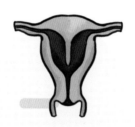

完全纵隔子宫

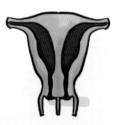

双子宫单阴道

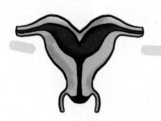

鞍状子宫

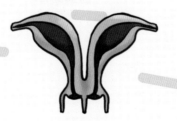

双子宫双阴道

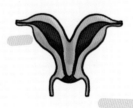

双角子宫

子宫腺肌病会不会引起自然流产？

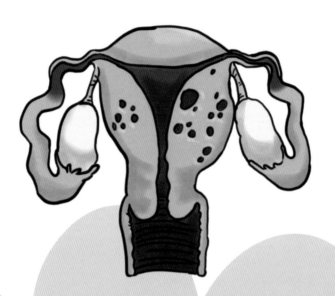

　　子宫腺肌病是指子宫内膜腺体和间质侵入肌层，刺激周围肌层细胞增生和肥大引起弥漫性或局限性的病变，是常见的妇科疾病。

　　子宫腺肌病患者内膜局部雌激素代谢水平降低及孕激素呈抵抗状态，导致子宫内膜过度增生而分泌期子宫内膜腺体分泌不足，从而导致子宫内膜蜕膜化缺陷。

　　其次，子宫内膜—肌层结合带结构及功能异常造成滋养细胞侵袭困难，螺旋动脉重塑障碍，从而影响了胎盘植入及母胎循环的建立。

　　另外，子宫腺肌病患者体液免疫及细胞固有免疫异常也是自然流产的原因之一。

得了子宫腺肌病应该怎么办？

>> 生育力评估，根据生殖障碍风险分级个体化、规范化治疗，尽早完成受孕。

>> 及时发现及治疗子宫腺肌病在位内膜病变。

>> 孕早期积极进行孕激素补充，按需适时进行免疫及抗凝干预。

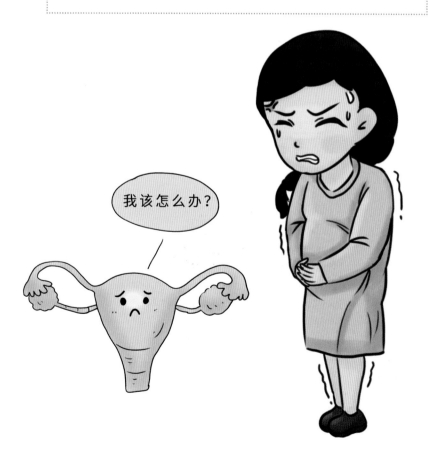

我该怎么办？

子宫腺肌病是否可以预防？

　　子宫腺肌病从多个方面影响女性生育力，一定要重视。

　　尽管发病机理尚未完全明确，但可以减少或消除高危因素，如改变生活方式，控制体重；科学避孕，减少人工流产；合理生产，尽量顺产；缓解压力，避免内分泌紊乱；定期妇科检查，有助于及早发现子宫腺肌病，控制症状，避免和延缓疾病进展。

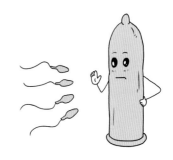

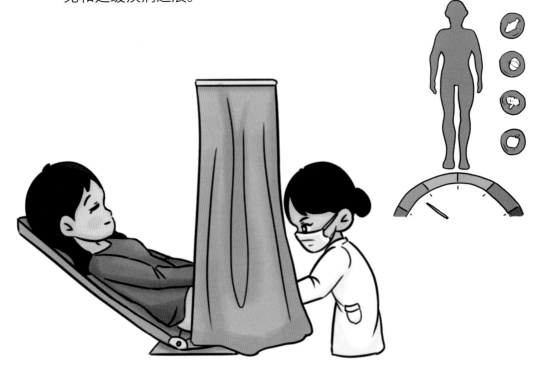

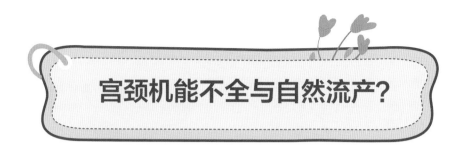

宫颈机能不全与自然流产？

宫颈机能不全是由于宫颈无法承受妊娠后增大子宫产生的压力而过早变薄和开放。常发生在孕中期，虽然发生率较低，但会导致妊娠丢失。

如果有宫颈手术史或既往孕中期因宫颈机能不全自然流产，再次妊娠很可能会发生宫颈机能不全。

宫颈机能不全不会伴有腹痛，但可能伴随着流产或早产的其他症状，如点滴血性分泌物、阴道出血或阴道分泌物增加，有时候可能感觉下腹坠胀，如果有以上症状，须及时就诊。

如果发生宫颈机能不全，医生可通过宫颈环扎术，加强宫颈的承受力，尽量延长孕周。

在孕14～16周行预防性宫颈环扎是最有效的治疗方法。

如果既往怀孕时发生过宫颈机能不全，再次妊娠时应严密监测宫颈机能，必要时行宫颈预防性环扎。

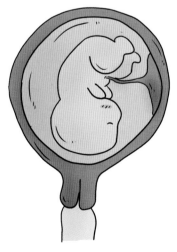
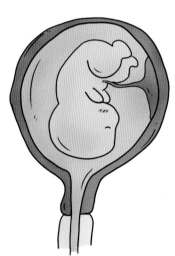

正常宫颈　　　　　　　宫颈机能不全

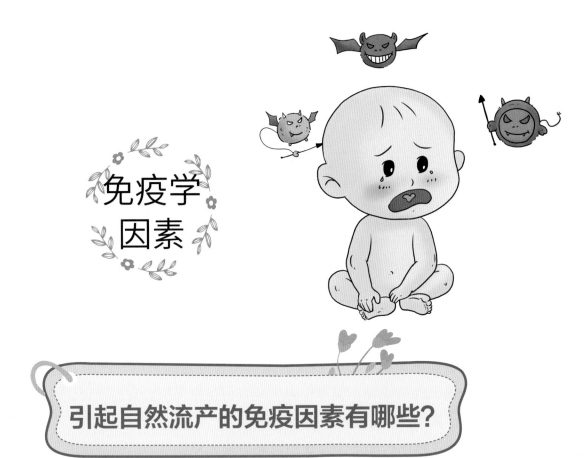

免疫学因素

引起自然流产的免疫因素有哪些？

引起自然流产的免疫因素包括自身免疫型和同种免疫型两类，其中自身免疫型占1/3，同种免疫型占2/3。

自身免疫型因素包括抗磷脂综合征（APS）、系统性红斑狼疮（SLE）、干燥综合征等。自身免疫型自然流产临床表现：流产可以独立表现，也可同时合并动静脉血栓形成、血小板减少、白细胞减少等。

同种免疫型自然流产本质是母体免疫耐受微环境失调、机制复杂。

关于同种免疫型自然流产无确定的诊断标准和治疗手段。

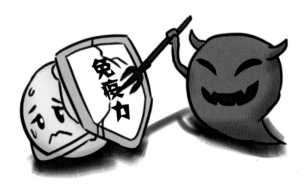

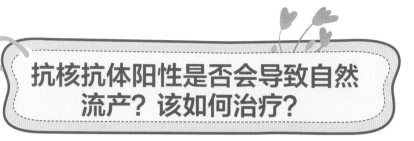

抗核抗体阳性是否会导致自然流产？该如何治疗？

对于有反复不良孕产史的女性，抗核抗体高滴度阳性意味着再次妊娠流产的风险可能增加。

目前关于抗核抗体高滴度阳性复发性流产患者的治疗仍然缺乏循证医学证据。较为公认的治疗为低剂量阿司匹林单独或联合小剂量糖皮质激素。

无论是联合用药还是单独用药都应该关注滴度的变化，如果滴度升高，可能预示妊娠结局不好。

抗核抗体整个孕期转阴率极低，停药时间不以抗体是否转阴作为标准，而是结合病史及其他免疫学指标综合判断，目前尚无统一标准。

面对单纯抗核抗体阳性，我们不要谈虎色变，也不能掉以轻心。正常备孕女性在体检时发现抗核抗体阳性，也不一定会导致流产，患有自身免疫性疾病的妇女，抗核抗体阳性与流产也没有必然联系。

对于有反复自然流产史的妇女合并抗核抗体高滴度阳性时，应咨询生殖免疫方面的医生，结合临床信息及血清学指标综合判断是否需要在药物干预下妊娠。

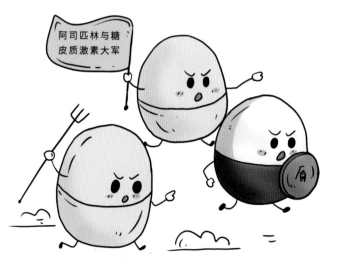

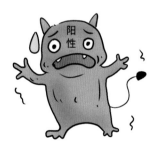

自身免疫性疾病患者妊娠期和哺乳期用药

自身免疫性疾病在女性好发，常在育龄期发病，甚至在妊娠期病情加重，很多患者需要药物治疗才能安全度过妊娠期，特别是有不良生育史的女性更容易患此类疾病。

免疫抑制剂治疗有一定效果，如强的松、羟氯喹等。妊娠期及哺乳期用药的合理与否，关系到母体和婴儿的健康，"是药三分毒"，面对妊娠期、哺乳期需要治疗的患者，应权衡疾病严重性和药物治疗对母、婴的利与弊，制订合适的方案，保证必要的治疗，同时避免盲目地终止本来需要而又可以保留的妊娠。

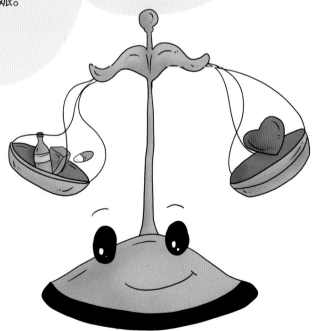

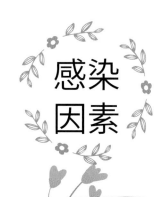

感染因素

生殖道感染会引起自然流产发生吗？

梅毒螺旋体、沙眼衣原体、淋病奈瑟菌、单核细胞增生性李斯特菌、弓形虫、风疹病毒、巨细胞病毒、疱疹病毒和细小病毒B_{19}等多种微生物以及Q热、登革热、莱姆病和疟疾等罕见感染均可引起散发性流产，至今无证据说明这些感染可导致复发性流产。

在复发性流产中无须常规进行病原体筛查。

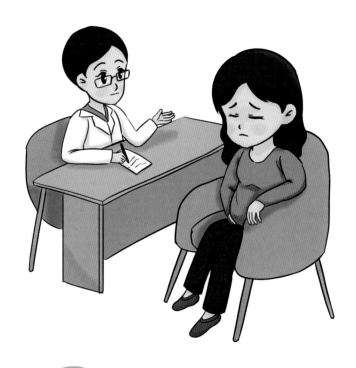

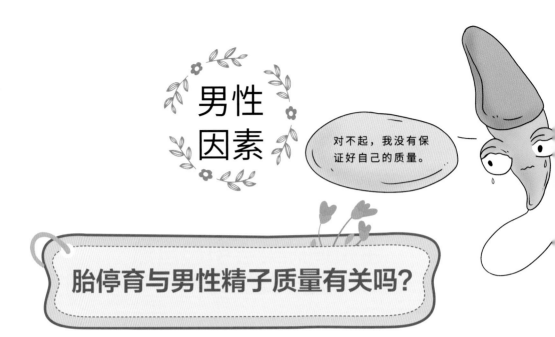

男性因素

对不起，我没有保证好自己的质量。

胎停育与男性精子质量有关吗？

胚胎是由精子和卵子受精发育而成的，所以，精子的质量直接影响胚胎的质量。

如果男方染色体异常，产生染色体异常的精子，或是男方自身染色体正常，而受孕的精子是染色体异常的精子或是携带异常遗传物质的精子，或是其他因素引起的精子的损伤，均可导致胚胎发育异常而引起流产。

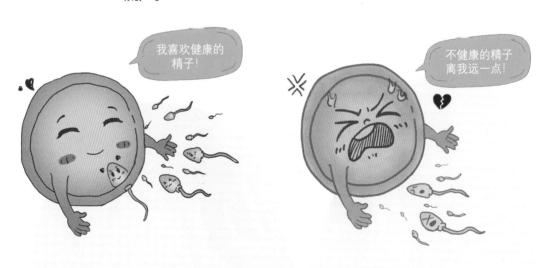

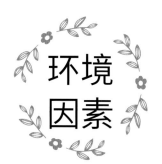

环境
因素

引起胎停育的不良环境因素有哪些?

在胚胎发育初期，胚胎对药物和环境因素的影响极为敏感，此时各种有害因素都有可能导致胚胎的损伤。

造成胚胎停育的环境因素多种多样，其中包括X线、微波、噪声、超声、高温等物理因素；铝、铅、汞等重金属因素；二硫化碳、麻醉气体等化学药物因素；吸烟、酗酒、吸食毒品等不良生活习惯；雾霾严重的天气、含甲醛的环境等。

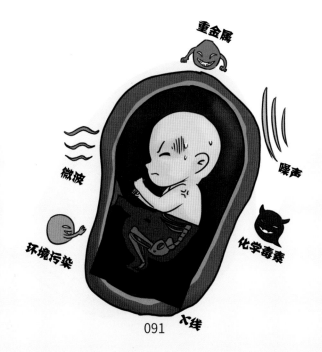

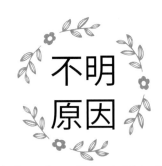

不明
原因

　　不明原因复发性流产又称同种免疫型复发性流产，目前尚无统一的诊断标准，筛查排除已知的病因后才能诊断。

　　不明原因复发性流产与母胎免疫耐受失衡有关，具体机制尚未完全阐释清楚。

　　不明原因复发性流产的夫妇需注意：改善生活方式，如减少烟草、咖啡因、酒精的使用和降低体重指数；排卵后积极补充孕酮。

　　不明原因复发性流产女性比正常女性的胎儿染色体非整倍体发生率高。但是，对不明原因复发性流产患者进行三代试管婴儿助孕的临床价值还没有被证实。

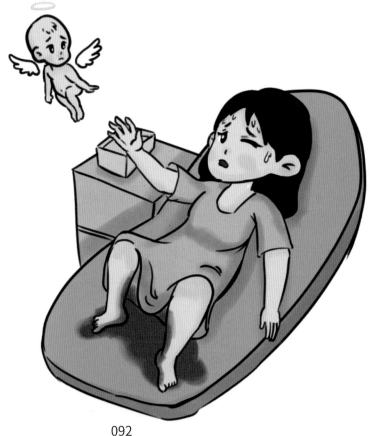

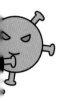
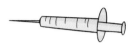
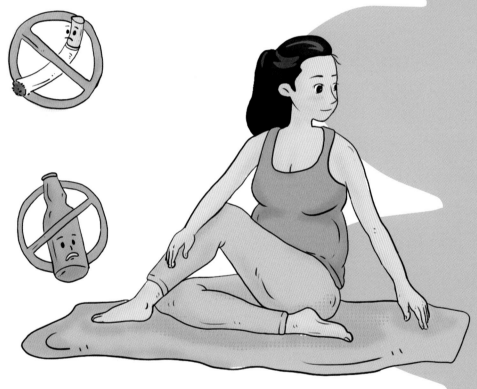
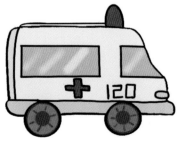

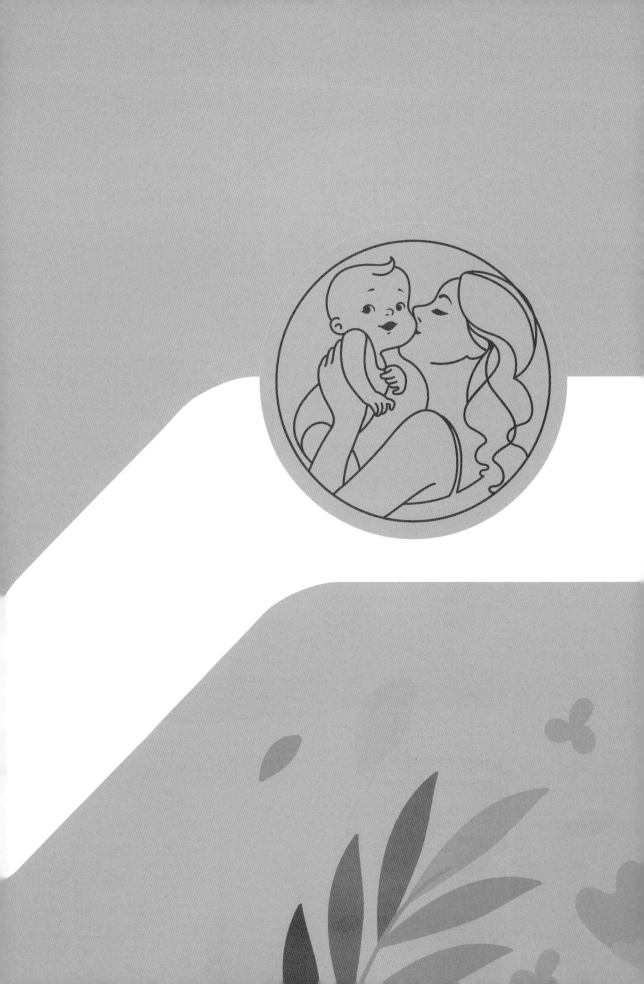

第四章
妈妈，我们还会相见的！

自然流产就一定是优胜劣汰吗？

不一定。

自然流产的患者通常建议进行绒毛染色体检查，目前数据显示，50%～60%的绒毛是异常染色体核型，但还有40%～50%的绒毛核型是正常的，那么这类人群发生自然流产肯定是有其他原因的，需要进行进一步的检查，寻找真正的原因并进行合理的治疗。

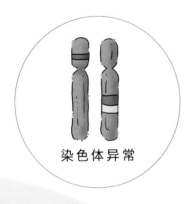

染色体异常

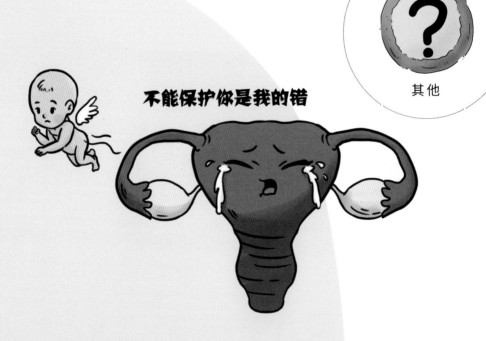

其他

不能保护你是我的错

常规孕前检查与胎停育的病因检查有哪些区别?

常见孕前检查与胎停育病因筛查项目是不一样的。

孕前检查通常包括血常规、甲功、肝肾功能、血糖、TORCH、妇科检查、白带常规、支原体、衣原体等。

胎停育病因比较复杂,检查项目较多,具体包括夫妻双方染色体、自身免疫抗体、凝血功能、性激素、甲状腺功能、三维超声、维生素D及叶酸代谢等。胎停育病因的检查项目具有针对性。

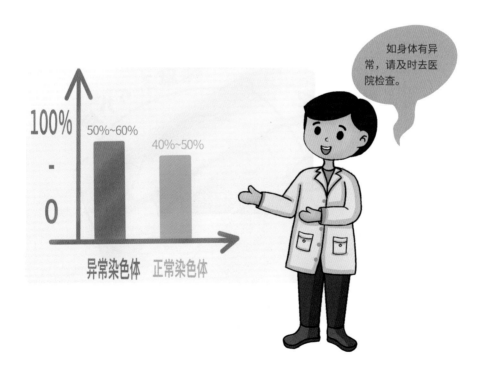

胎停育后避孕多久才可以再次怀孕？

　　胎停育后等待时间长并不意味着下次妊娠结局会更好，一般避孕3～6个月即可。主要基于三点：

　　（1）一般3个月可以产生一批新的精子、卵子。纠正不良习惯后，3～6个月的时间足以产生一批质量比较好的精子、卵子，减少因胚胎质量问题引起的胎停育。

　　（2）经过3～6个月的时间，内分泌及子宫内膜可以得到充分恢复，除非是病因复杂者，可以酌情推迟备孕时间。

　　（3）胎停后会情绪低落，这种负面情绪不适合再次尝试怀孕，建议经过3～6个月心理状态恢复后再次备孕。

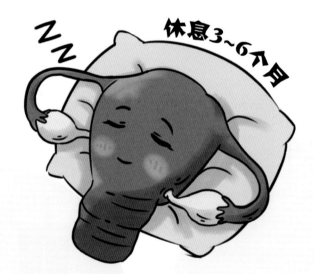

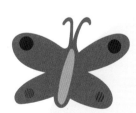

自然流产后遗症有哪些？如何预防？

自然流产后遗症主要体现在以下几个方面：

（1）对子宫内膜造成影响，严重者导致继发不孕。

（2）若属于不全流产，有引起大出血风险。

（3）若护理不当，有上行感染风险。

当孕妈妈不幸被确诊为胎停育后，第一步需要做的就是在医生的指导下终止妊娠，药物流产或行清宫手术。

一般来说，如果妊娠囊不大，胎停育时间不长，子宫屈度不大，既往有药物流产史且药物流产很彻底者，可以考虑药物流产，但需要注意的是，药物流产较清宫手术宫腔残留的风险更大。

宫腔残留物长时间滞留在宫腔，会增加宫内感染及盆腔感染的风险，继而引发宫腔粘连、输卵管炎症、盆腔粘连等，导致继发不育。

药物流产的失败风险较高，流产不全可能需要再次进行清宫手术，子宫内膜反复受损，成为再次怀孕后胎停育的新的致病因素，增加了再次胎停育的风险。

面对复发性流产，我们应该怎么办？

面对复发性流产，我们应该要到正规医院进行全面的病因筛查，根据筛查的原因进行个体化治疗，在医生的指导下备孕，孕后进行规范化保胎治疗。

是否需要检查封闭抗体？

封闭抗体是一种存在于正常孕妇血清中抗配偶淋巴细胞的特异抗体，它可以与母体的细胞毒性淋巴细胞结合，封闭其细胞毒作用，阻止对胎儿的杀伤，还可以与胚胎抗原结合，阻断母亲免疫系统对胚胎的攻击。

封闭抗体有很多种，包括抗HLA-D/DR抗体、抗丈夫淋巴细胞毒抗体、抗TLX抗体等，哪种封闭抗体更有临床意义尚无研究报道，只测某一个指标就下诊断很不全面，导致很多人查不出"封闭抗体"阳性。

95%的女性封闭抗体都是阴性的，因此，不建议行"封闭抗体"检测。

淋巴细胞免疫治疗有意义吗？

淋巴细胞免疫疗法包括从丈夫或第三方收集外周白细胞注射到患者体内，使其对胎儿抗原产生免疫耐受。淋巴细胞属于血液制品，有过敏、交叉感染等风险。

目前，淋巴细胞主动免疫疗法存在争议，FDA（美国食品药品监督管理局，简称FDA）在2002年就叫停了该疗法。

因此，对于不明原因复发性流产患者，不建议行淋巴细胞免疫疗法。

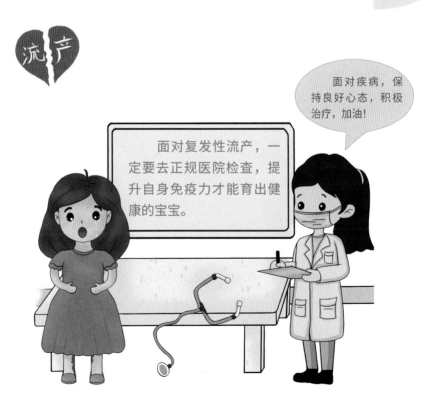

面对疾病，保持良好心态，积极治疗，加油！

面对复发性流产，一定要去正规医院检查，提升自身免疫力才能育出健康的宝宝。

夫妻血型不合会导致自然流产吗？

　　血型不合对胎儿的影响一般出现在孕4个月后。如果夫妻双方血型不合，胎儿就可能从父亲身上遗传母亲所缺少的血型抗原，携带血型抗原的红细胞一旦进入母体，会产生抗体，抗体可经胎盘进入胎儿体内，进而引起胎儿的红细胞被破坏而发生溶血，严重的溶血会导致流产或死胎。

　　常发生的宫内溶血主要是ABO血型不合或Rh血型不合。如果男方是A型、B型或AB型血，而配偶是O型血，怀孕时就可能出现母婴ABO血型不合；如果男方是RH阳性，而女方是RH阴性，就有可能出现母婴Rh血型不合的情况。

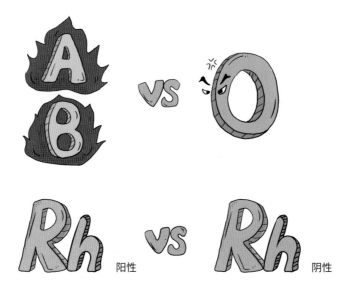

复发性流产史的夫妇备孕期间需要注意什么？

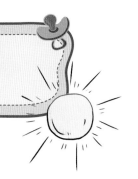

有过复发性流产史的女性再次备孕紧张、焦虑等不良情绪对怀孕是有一定影响的。

女方放下心理包袱、保持心情舒畅很重要。男方早睡早起，适当锻炼，戒烟戒酒。

总之，夫妻双方在积极配合医生治疗的同时，良好的生活作息及良好的心态是很重要的。

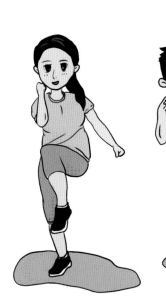

发生胎停育后，男方需要调理吗？

男方的精子和女方的卵子受精形成胚胎。任何一方的因素都可导致胚胎的停育。

发生胚胎停育后，男性也需要积极地检查，如男性染色体的检查。

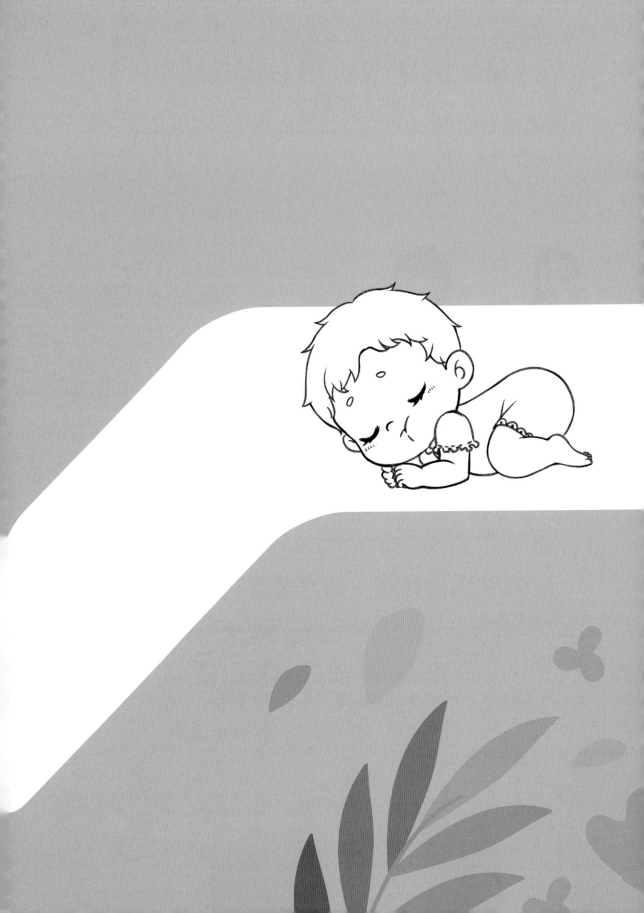

第五章
妈妈，我回来了！

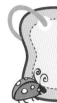

孕期 hCG、雌二醇及孕酮水平变化规律是什么？

hCG

通常受精后第6日，受精卵开始分泌微量hCG，受精后8～10日可在母体血中检出。

妊娠早期，hCG增加迅速，正常宫内妊娠血清hCG水平每天至少增加24%，2天至少增长53%。妊娠早期，利用hCG倍增特点可判断预后。

当hCG水平达到10000IU/L时，上升速度开始减慢。hCG于妊娠8～10周达到高峰，为100000～200000IU/L，因每个人的个体有差异。高峰持续10日后（1～2周）迅速下降，约在妊娠20周下降到最低值，持续至分娩；产后明显降低，娩后若无胎盘残留，约在产后2周内降至正常水平。

雌二醇

孕5～8周雌二醇是由黄体分泌，10周以后由胎盘分泌。

随着妊娠周数的增加，雌二醇呈缓慢增长趋势，提示胎盘能够发挥正常的生理功能，胚胎发育正常。

孕8周前雌激素会脉冲性合成，偶尔小幅度波动属正常现象。

孕酮

孕5～8周孕酮是由黄体分泌，10周以后由胎盘分泌。

8周前孕酮水平是呈现脉冲性变化的，会忽高忽低波动。

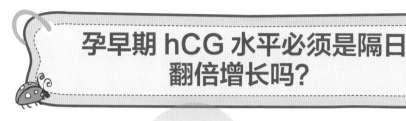

孕早期 hCG 水平必须是隔日翻倍增长吗?

临床上根据 hCG 翻倍情况结合 B 超可以判断胚胎发育的情况。

但是,临床上并非完全拘泥于隔日翻倍的,血 hCG 值超过 10000IU/L 以后,就不能用翻倍来评估了,只要持续升高即可。

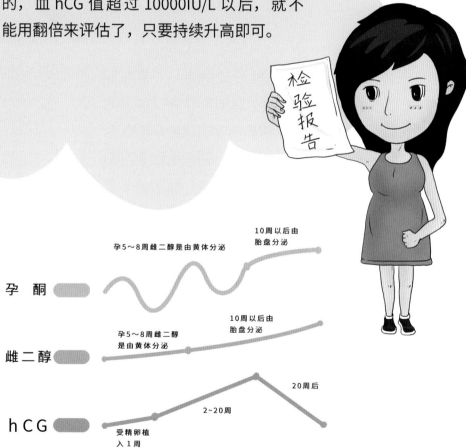

孕酮

孕5~8周雌二醇是由黄体分泌　　10周以后由胎盘分泌

雌二醇

孕5~8周雌二醇是由黄体分泌　　10周以后由胎盘分泌

hCG

受精卵植入1周　　2~20周　　20周后

孕早期 B 超图像有哪些特点？

妊娠囊

经阴道B超血β-hCG＞1500IU/L时可检测到妊娠囊；如果血β-hCG＞2000IU/L经阴道B超仍未看到妊娠囊，或血β-hCG＞3000IU/L经腹部B超仍未看到妊娠囊，需警惕异位妊娠。

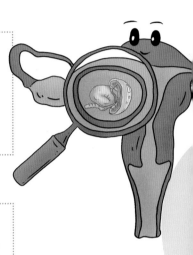

卵黄囊

卵黄囊是妊娠囊内能够发现的第一个解剖结构。卵黄囊在胎盘完全形成前特别是受精6周前通过简单扩散交换，为胚胎提供营养与妊娠维持相关。

B超表现为亮回声环状结构，中间为无回声区，大小为 3～8mm，多数小于 5mm，经腹部 B 超最早 6 周可查见，经阴道 B 超最早 5 周可查见，约 10 周时消失，12 周后完全消失。

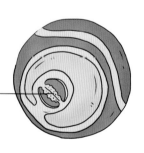

胚 芽

胚芽

经阴道B超最早6周，经腹部B超最早7周可以见到胚芽及胎心搏动。

多数胚芽径线在2mm时常能见到原始心血管搏动。一般胚芽＞5mm仍未见原始心脏、血管搏动，则提示胎停育的可能。

如果妊娠囊直径＞25mm仍未出现胚芽回声，则提示有胎停育的可能。

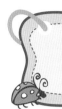

孕早期发现阴道出血及腹痛应该怎么办？

　　孕早期如果发现有少量阴道出血或腹痛，应警惕异位妊娠。尤其有宫外孕病史或做过输卵管手术的孕妈妈更应该倍加小心。

　　其次是流产风险，这是宝宝给妈妈传递的"信号"，表明宝宝有先兆流产的风险。此时，孕妈妈不必太紧张，注意休息，如果情况没有改善，及时就医。

　　另外，宫颈息肉或是一些宫颈病变发生，也会有阴道出血的现象，须就医明确诊断。

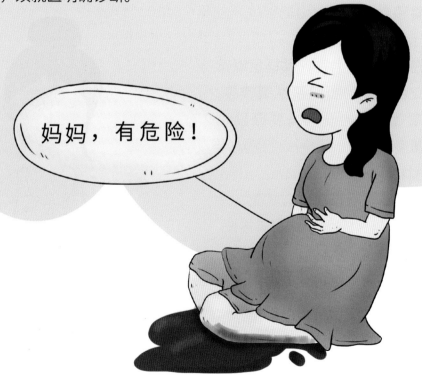

妈妈，有危险！

怀孕后是否需要"大补"来增加营养？

孕后准妈妈需要补充各种营养，既要保证胎儿的生长需要，又要保证自身的营养摄入。

但是，补充营养也要讲究技术，不能大补特补。过度进补易导致妈妈体重增长过快，容易诱发妊娠期糖尿病、高血压等并发症，从而影响胎宝宝的发育和自身健康。

孕早期：

以易消化食物为主，保证足够富含碳水化合物的食物，如谷类、薯类等。

有呕吐反应的孕妈妈要鼓励进食，少量多餐。

孕中期：

多吃富含粗纤维的新鲜蔬菜、杂粮及豆制品，以加快肠蠕动，促进排便。

孕晚期：

继续保持充足的营养供给，适当增加鱼、禽、蛋、瘦肉、海产品的摄入。

每日保证 300mL 的鲜奶，最好是低脂奶。铁含量丰富的食物也要经常吃，如动物肝脏、血制品等。

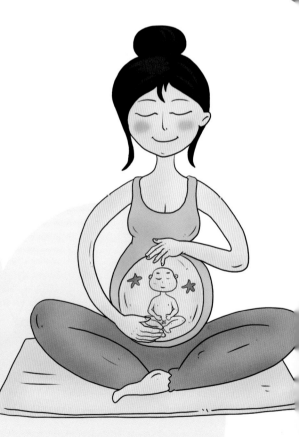

怀孕后是否需要卧床休息，不能活动？

　　对于孕妇而言，本身就因为早孕激素的分泌出现厌食、恶心、呕吐等症状，如果卧床不动，消化能力会降低，最终可能出现便秘。

　　每天长时间躺在床上不动，血液循环会变慢，容易促使血栓形成，其中最常见的是下肢、盆腔的深静脉血栓形成。因此，怀孕后需要适当的活动。

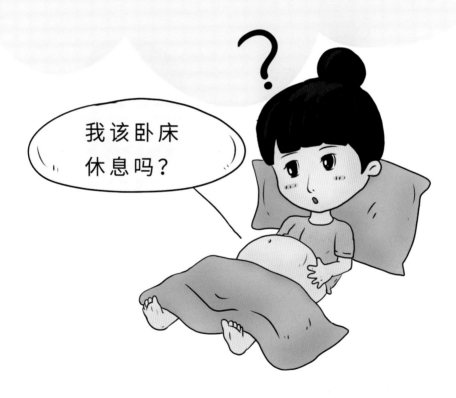

我该卧床休息吗？

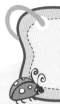

怀孕后没有腹痛及阴道出血，是不是就说明不会发生胚胎停育？

对于有胎停史的准妈妈，虽然孕前已完善病因筛查和对症治疗，一旦怀孕，还是应该开启"妊娠监护"模式。也就是说，怀孕还是应及时就诊，定期检查早孕激素或B超，及时了解胎儿发育情况。

同时检查胎停风险相关指标，如自身抗体、甲状腺功能等，对于异常指标给予精准治疗，让胎儿顺利度过危险期。

所以，虽无腹痛及阴道出血，仍有胎停风险存在。孕前虽进行针对性检查和治疗，孕后仍须严密监护。

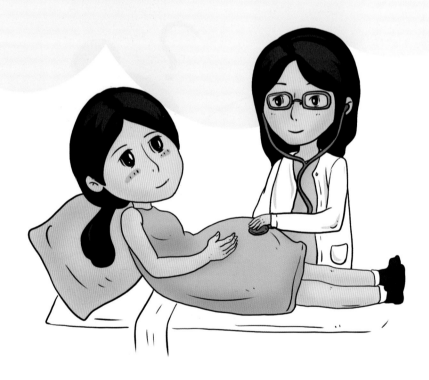

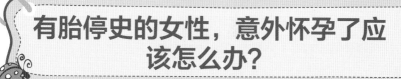

有胎停史的女性，意外怀孕了应该怎么办？

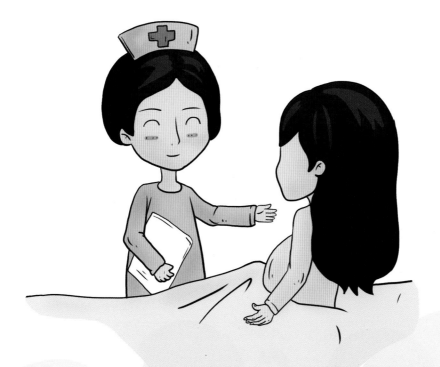

　　有过胎停育史的女性，建议孕前完善相关病因筛查，针对病因对症治疗。

　　不建议抱有侥幸心理。如果未经治疗意外怀孕，要尽快保胎，但还是有再次胎停育的风险。

　　所以，有胎停育史的夫妻建议完善相关检查对症治疗后在医生指导下备孕，怀孕后进行保胎治疗。

保胎就一定能成功吗?

经历过一次胎停育或多次胎停育后,很多准孕妈妈对再次妊娠很恐惧,担心再次胎停育,尤其有过保胎失败者,对保胎成功的信心更低。

其实随着生殖免疫学的发展,完善病因筛查,并经过针对性制订个体化治疗方案干预后,保胎成功率还是高的。

但是,任何保胎治疗都没有百分之百的成功率,还有很多患者病因不清,对于这部分人群,国内外的医生都在努力攻克这一难题,相信在不久后,保胎成功率进一步提高。

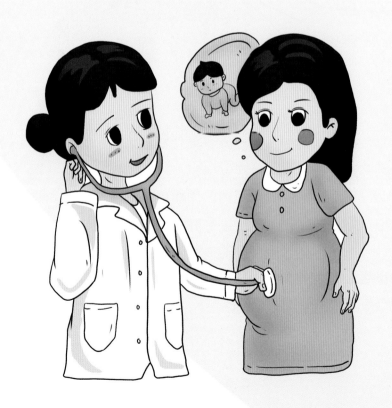

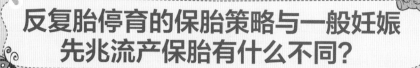
妊娠后出现先兆流产症状的保胎治疗多数是以加强黄体支持为主，即补充黄体酮即可。而有胎停育史者就不一样了。

胎停育的原因复杂，有免疫因素、血栓前状态、黄体功能不足等。

因此，除应用黄体酮保胎外，还需要结合病因采取针对性的保胎治疗，如抗凝治疗、免疫治疗等。

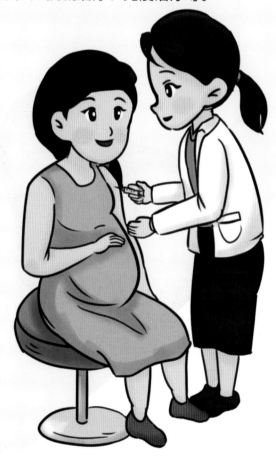

早孕反应比较明显，是不是就表明胚胎发育很好，就不需要保胎了呢？

一些女性很幸运没有早孕反应，但多数女性都会经历不同程度的早孕反应。

早孕反应会影响50%～80%的孕妇，在孕早期最为常见，以伴或不伴有呕吐的恶心为主要特点。

早孕反应典型的症状和体征出现在孕5～8周，有时从受孕第2周就会开始出现症状。通常在怀孕13～14周前会减弱。

早孕反应的程度和 hCG 水平有关，早孕反应比较明显，一定程度上说明胚胎发育尚可。但是胚胎发育情况还要依靠 B 超判断，不能通过早孕反应来判断胚胎发育是否良好。

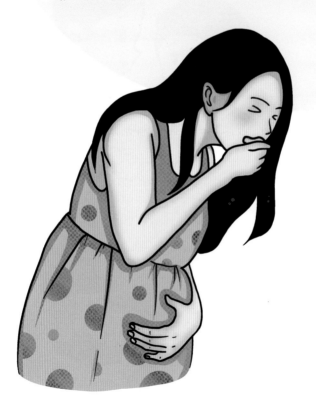

早孕反应该如何治疗？

少量多次

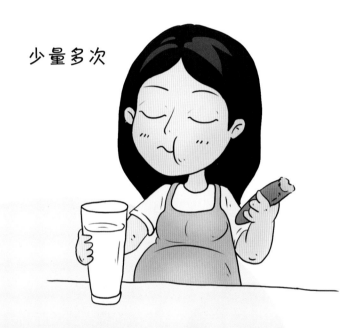

　　通常早孕反应不需要治疗，在家里调养即可，如少食多餐、少量饮用一些姜茶都可以帮助缓解恶心的症状。

　　重症的早孕反应需要住院静脉补液和用药治疗。

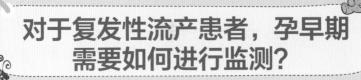

对于复发性流产患者，孕早期
需要如何进行监测？

对于复发性流产患者，一旦确定妊娠要及时就诊。需再次对甲状腺功能、抗核抗体谱、抗磷脂抗体谱、同型半胱氨酸、DIC 筛查等进行评估，若有异常，需给予针对性治疗。

早孕期，孕妇体内孕激素水平变异范围大，监测血清孕酮水平不能有效预测妊娠结局。

超声检查是判断早期妊娠结局的"金标准"，建议孕 6～7 周首次超声检查，如有异常，每隔 1～2 周定期复查，根据孕囊大小、卵黄囊胚芽发育、心血管搏动等情况综合判断胚胎发育是否正常，避免盲目保胎。

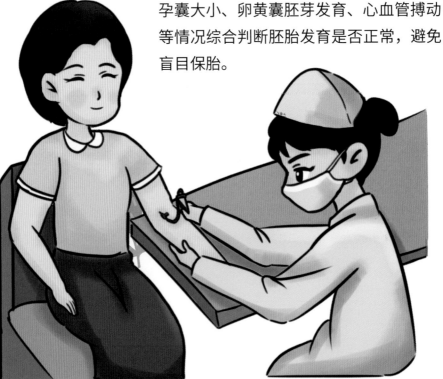

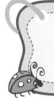

对于复发性流产患者，孕中、晚期需要什么特殊注意事项？

　　孕中、晚期严密监测胎儿生长曲线及羊水情况，通过彩超及电子胎心监护等综合评估胎盘功能。

　　在没有任何并发症的情况下，可在38～39周终止妊娠。如果有并发症或合并症的情况，适时终止妊娠。

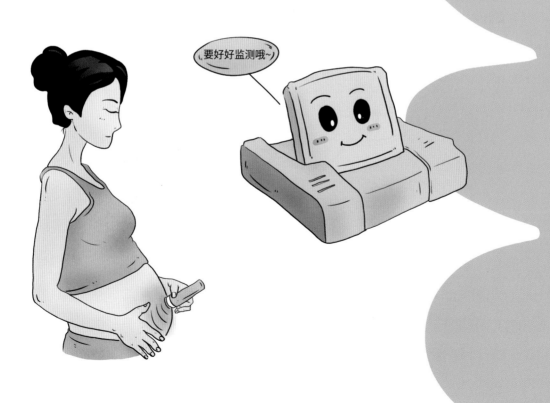

要好好监测哦~

119

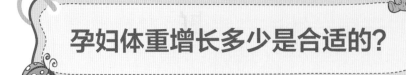

孕妇体重增长多少是合适的？

孕早期，孕妈妈的体重增长控制在0～2kg最为合理，孕中晚期体重增长不超过0.5kg/周；孕期体重增长12.5kg左右。

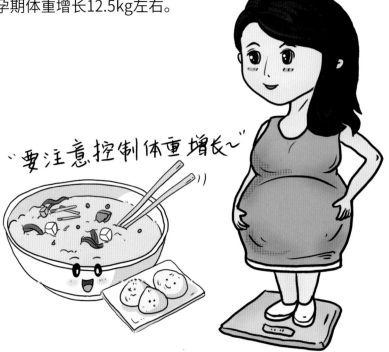

要注意控制体重增长～

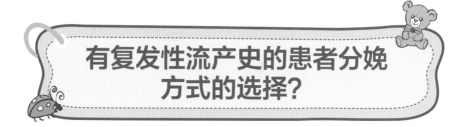

有复发性流产史的患者分娩方式的选择？

"十月怀胎，一朝分娩"是每位准妈妈的必经之路，这是一个快乐又紧张的过程。

有复发性流产病史的准妈妈因经历多次胎停育带来创伤，在孕晚期纠结分娩方式。

分娩方式包括阴道分娩和剖宫产分娩，阴道分娩是最常用的一种分娩方式，也是我们常称的顺产，比剖宫产损伤小、恢复快。

孕妇应结合自身和胎儿的情况，在医师指导下选择个体化的分娩方式，让分娩的操作更科学、产程更顺畅、产妇更轻松、母婴更健康。

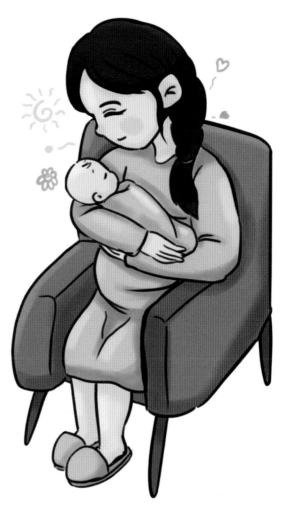